AF319714

Thérapeutique des Maladies du Rein

par MM.
E. Gaucher et Paul Gallois

(tome II)

1225

THÉRAPEUTIQUE

DES

MALADIES DU REIN

THÉRAPEUTIQUE

DES

MALADIES DU REIN

AVEC UN ABRÉGÉ

DE L'ÉTIOLOGIE ET DE LA SYMPTOMATOLOGIE

PAR MM.

E. GAUCHER
Professeur agrégé
à la Faculté de médecine de Paris.
Chargé de cours de Clinique annexe.
Médecin de l'hôpital St-Antoine.

Paul GALLOIS
Ancien interne
des hôpitaux de Paris.
Assistant de consultation à l'hôpital
de la Charité.

TOME II

PARIS

OCTAVE DOIN, ÉDITEUR

8, PLACE DE L'ODÉON, 8

1896

THÉRAPEUTIQUE

DES

MALADIES DU REIN

TRAITEMENT MÉDICAMENTEUX
DES NÉPHRITES

MÉDICATIONS DANGEREUSES

En vertu de l'adage, *Primum non nocere,* nous commencerons, à l'exemple de Labadie-Lagrave, l'étude de la thérapeutique des néphrites par un chapitre consacré aux médications dangereuses qu'il faut se garder d'employer. C'est là une précaution des plus utiles, car dans des affections si rebelles souvent, il importe que le médecin, par une intervention intempestive, ne soit pas cause lui-même des plus redoutables accidents. Les médications peuvent se montrer dangereuses par deux procédés.

Tantôt le médicament est nuisible parce qu'il est par lui-même capable de provoquer une néphrite chez un sujet sain et à plus forte raison d'exagérer une néphrite déjà existante. Ces agents provocateurs de néphrite doivent être absolument rejetés, nous les avons déjà signalés à propos de la pathogénie des néphrites.

Tantôt le médicament n'est dangereux que par le fait de la néphrite. S'éliminant difficilement par un rein malade, il produit des effets cumulatifs inattendus. A cet égard, on peut dire que presque tous les médicaments peuvent se montrer dangereux chez les brightiques. Aussi devra-t-on employer le moins de médicaments possible chez ces malades et c'est pour cela que nous avons donné la première place au traitement hygiénique. On devra employer un même médicament le moins longtemps possible et varier autant que possible les succédanés d'une substance. Il est de bon ton dans la thérapeutique moderne de faire fi de la polypharmacie des générations médicales disparues. Peut-être dans le traitement des néphrites, les associations médicamenteuses ne sont-elles pas absolument inutiles. Déjà dans l'emploi des antiseptiques, Bouchard a remarqué que, par leur association, on pouvait obtenir des effets bactéricides plus marqués avec un danger moindre pour le malade. De même, dans les néphrites, le groupement d'agents synergiques permet d'obtenir l'effet cherché, avec moins de risques pour le patient. En effet, pour prendre un exemple, tous les hypnotiques font dormir, mais, à côté de cette action soporifique, chacun possède des propriétés accessoires différentes, chacun a sa façon propre de s'éliminer. On peut, en les combinant, produire le sommeil, tout en réduisant au minimum les actions accessoires de chacun d'eux sur le rein, le cœur, le poumon, etc., ou même en les neutralisant les unes par les autres. Si, parmi eux, quelques-uns sont lents à s'éliminer, ils séjournent dans l'organisme à trop faible dose pour être nocifs.

De tous les agents thérapeutiques le plus dangereux dans les néphrites, c'est le **vésicatoire** ordinaire à la cantharide. Nous pensons qu'il faut absolument s'en abstenir chez tout sujet suspect d'altérations rénales. Nous résumerions même notre opinion par la formule suivante : le vésicatoire cantharidien est pour la néphrite ce qu'est la tuberculine pour la tuberculose, c'est le plus sûr moyen de diagnostic, (nous ne voulons pas dire le plus recommandable) dans les cas douteux. Combien de néphrites ignorées se révèlent sous l'influence d'un vésicatoire par des accidents d'albuminurie ou même d'urémie des plus graves. Mais, à cet égard, il y a lieu de faire quelques remarques. Chez un sujet qu'on ne soupçonnait pas atteint de néphrite, un vésicatoire fait apparaître de l'albuminurie, doit-on en conclure que c'est la cantharide qui a causé la néphrite, ou bien doit-on affirmer qu'il existait une néphrite latente et que le vésicatoire a simplement provoqué une poussée aiguë au cours d'une néphrite chronique insidieuse ? Se prononcer catégoriquement dans un sens ou dans l'autre, sans avoir pris de plus amples renseignements serait évidemment hasardeux. En semblable occurrence on devra toujours, avant de se faire une opinion, rechercher dans les antécédents du malade s'il n'a jamais eu d'affection ayant pu laisser des lésions rénales et s'il n'a jamais présenté d'accidents tels que ceux du petit brightisme, et bien souvent on trouvera des signes de probabilité sinon même de certitude. La constatation de l'hypertension artérielle, aura, à ce point de vue, une importance capitale.

Un vésicatoire à la cantharide, de dimensions ordinaires, ne provoque pas ordinairement de néphrite. Si, chez un sujet, il fait apparaître une albuminurie notable, il est bien vraisemblable que les reins étaient déjà en mauvais état. Si, à plus forte raison, on voit survenir des accidents urémiques, des poussées d'œdème de la face ou des jambes, ou de l'œdème aigu du poumon, on peut presque affirmer que le malade était déjà en imminence d'urémie et que son excrétion urinaire était insuffisante. Nous appelons particulièrement l'attention sur les poussées de congestion pulmonaire survenant à la suite d'un vésicatoire, et nous engageons à examiner les urines ; dans ce cas, on y trouvera souvent de l'albumine, et si l'on étudie l'histoire antérieure du malade, on s'apercevra que la néphrite datait déjà sans doute de plusieurs années et s'était signalée par des troubles trop peu intenses pour éveiller l'attention.

Quelques auteurs ne sont peut-être pas aussi hostiles que nous à l'emploi du vésicatoire cantharidé ordinaire. Lancereaux, en particulier, recommande même la cantharidine à l'intérieur dans le traitement de l'albuminurie. C'est là un point sur lequel nous aurons à revenir. Mais, dès maintenant, nous pouvons dire que l'usage de là cantharidine à l'intérieur ne peut être comparé à l'emploi du vésicatoire. Lancereaux en effet, dans sa méthode, peut doser rigoureusement la quantité de substance active qu'il fait ingérer ; avec un vésicatoire, comment mesurer la dose absorbée ?

Dujardin-Beaumetz pense que le vésicatoire est peut-être moins dangereux dans les néphrites chroniques, et qu'on pourrait à la rigueur en appliquer sur la région des reins. Lécorché et Talamon ne reculent pas devant l'emploi du vésicatoire, quand une poussée aiguë de néphrite paraît rebelle à la médication instituée. En faveur du vésicatoire, on fait valoir que la cantharidine à petite dose détermine une excitation substitutive sur les épithéliums, et provoque parfois de la polyurie. Nous croyons que, dans tous les cas de néphrite, il faut s'abstenir du vésicatoire cantharidé. Si l'on tient à obtenir les effets diurétiques de la cantharide, mieux vaut faire prendre de la cantharidine à l'intérieur. Si l'on veut produire des effets révulsifs, on peut employer d'autres procédés de révulsion, et les vésicatoires non cantharidés ne manquent pas.

A côté du vésicatoire, et objets d'une réprobation sans doute un peu moindre, nous placerons les *sinapismes*, et peut-être aussi la *teinture d'iode*, en badigeonnages, et *l'essence de térébenthine* en frictions. On sait que Rayer avait constaté que, chez les brightiques faisant usage de térébenthine, les urines ne prenaient pas l'odeur de violette, ce qu'il attribuait à la rétention du médicament dans l'organisme. Le fait, observé par d'autres auteurs, a été contesté par Fürbringer. Cette discordance ne doit pas trop étonner, la quantité de médicament éliminé dépend en effet de l'étendue et de l'intensité des lésions rénales.

- L'action nocive de l'iode, sur laquelle J. Simon a appelé l'attention, doit soulever une question, celle des dangers des iodures si fréquemment prescrits dans les formes interstitielles des néphrites. Et, de fait, Labadie-Lagrave cite une observation de Primavera, où l'iodure de potassium administré à un jeune garçon atteint de néphrite scarlatineuse amena par deux fois une augmentation de l'albuminurie et une aggravation des symptômes. Les iodures seraient donc nuisibles dans les formes aiguës, albumineuses, des néphrites, et d'ailleurs, ils sont peu indiqués dans ces cas. Peut-être faut-il aussi s'en méfier un peu dans les périodes terminales des néphrites chroniques. Il nous a semblé, dans quelques cas d'urémie avec cachexie brightique, que l'iodure de sodium avait fait reparaître l'albuminurie ou l'avait augmentée, mais s'agissait-il de pures coïncidences ? Il n'en reste pas moins vrai que les iodures sont d'excellents médicaments de la période artério-scléreuse de la néphrite interstitielle, et peut-être les seuls, d'après Senator, capables d'agir sur les lésions interstitielles.

Le **mercure** est également une des substances nocives pour le rein, que l'on peut être appelé à prescrire, lorsque par exemple on se trouve en présence de néphrite syphilitique, ou que l'on se propose d'utiliser les propriétés diurétiques du calomel. Nous avons étudié déjà la néphrite mercurielle, et nous pouvons ajouter que Bouchard a observé deux cas de mort à la suite du traitement hydrargyrique. Cependant, là encore, s'il faut être prudent, il ne faut pas être trop craintif et laisser évoluer la syphilis rénale de peur d'altérer le rein. De nombreuses observations de Mauriac, Labadie-Lagrave, Fournier, Lécorché et Talamon, etc., démontrent à la fois l'efficacité et l'innocuité du traitement mercuriel dans la néphrite syphilitique. Quant au calomel, il a pu être employé comme diurétique sans accidents, comme nous le verrons. Mais il est aussi, parfois extrêmement dangereux. Nous venons de voir, à l'hôpital Saint-Antoine, une femme atteinte d'affection mitrale avec albuminerie légère et oligurie, chez qui le calomel, prescrit en notre absence, détermina une poussée de néphrite aiguë très grave, avec albuminurie abondante, subictère, phénomènes de collapsus, etc. Nous croyons donc, d'une façon générale, qu'il faut s'abstenir du calomel quand le rein est malade.

La **potasse** est, on le sait, un des plus violents poisons urinaires. Aussi, à moins d'indications spéciales, sera-t-il préférable de prescrire aux brightiques des sels de soude ou de strontium, plutôt que des sels de potasse. Cependant, au sujet des iodures, Brault considère que l'iodure de potassium a une action plus marquée que l'iodure de sodium, contre les néphrites syphilitiques tardives, souvent compliquées de dégénérescence amyloïde. L'élimination s'en ferait facilement. De même pour G. Sée, l'iodure de potassium calmerait mieux la dyspnée que le sel de sodium. Pour un usage prolongé, et en particulier si l'on veut agir sur les lésions scléreuses, il vaudra mieux prescrire l'iodure de sodium. De même, certains sels de potasse, le tartrate et l'acétate, qui sont de bons diurétiques, ne doivent être employés que dans les périodes où l'insuffisance rénale n'est pas trop considérable; on devra donc s'en abstenir en cas d'urémie ou d'oligurie.

Une autre substance, dont l'emploi chez les brightiques a été presque proscrit, c'est l'*opium* et ses dérivés, la **morphine** en particulier. Todd, ayant vu succomber rapidement un goutteux sous l'influence d'une faible dose de poudre de Dover, supposa que le rein malade n'avait pas permis l'élimination de l'opium et que la mort était due à une intoxication par cette substance. Cornil, Charcot, Dickinson ont constaté également des faits d'intolérance de l'opium chez les brightiques. Mais c'est surtout Bouchard qui, par ses études sur l'élimination des alcaloïdes à travers les reins malades, attira l'attention sur les dangers de la morphine dans ces cas.

Nous croyons un ostracisme absolu trop sévère. Combien de brightiques ignorés, se croyant atteints d'emphysème pulmonaire, prennent de la morphine et deviennent même morphinomanes! La morphine n'a-t-elle pas été d'ailleurs indiquée comme le plus sûr moyen de calmer les suffocations dues à l'œdème pulmonaire et nombre de médecins l'ont employée dans ces cas sans avoir d'accidents. G. Sée, en particulier, l'employait couramment en pareille occasion. Péter a montré, le premier, que la morphine, en injections sous-cutanées, étaient le seul remède qui pût calmer la dyspnée des artério-scléreux. Enfin on peut invoquer comme argument que la morphine normalement s'élimine très peu par les urines.

Cependant il ne faudrait pas verser non plus dans un extrême inverse et donner sans compter la morphine aux brightiques. Il est bon d'être prévenu des accidents possibles et de débuter chez eux par de très faibles doses, tant qu'on ne sera pas fixé sur leur sensibilité à l'égard de ce médicament. Une autre considération doit encore rendre prudent. Après la mort, on trouve souvent des lésions interstitielles du rein chez les morphinomanes; la morphine est peut-être une cause de néphrite. Aussi faudra-t-il prendre ses précautions pour éviter son usage prolongé chez les brightiques; ne l'employer qu'à la dernière extrémité, ne jamais laisser de seringue à la disposition des malades, et cela d'autant plus que ceux-ci tombent alors presque fatalement dans la morphinomanie. Bouchard a remarqué que, parmi les alcaloïdes de l'opium, la codéïne paraissait moins dangereuse que la morphine chez les brightiques.

D'autres hypnotiques devront être également maniés avec une grande prudence. Le *chloral*, qui a une action si avantageuse contre les attaques d'éclampsie gravidique, ne devra pas être prescrit d'une façon continue dans les néphrites chroniques à cause des effets dépressifs qu'il exerce sur le cœur. Le *sulfonal*, qui est un dérivé de l'acétone, peut donner lieu à des accidents toxiques comateux plus ou moins analogues au coma diabétique. Le *chloralose*, qui est souvent un bon hypnotique dans les affections du cœur, pourra être essayé dans les néphrites.

Parmi les substances qui peuvent être dangereuses, citons encore le chlorate de potasse, les bromures, l'acide salicylique, la quinine, l'atropine. La digitale, la spartéine peuvent donner lieu à des accidents dans la période urémique. En somme, une foule de médicaments peuvent être prescrits avec prudence chez les brightiques, un seul nous paraît devoir être absolument proscrit, c'est le vésicatoire à la cantharide. Le calomel doit être aussi rejeté le plus souvent.

TRAITEMENT CURATIF

OU ANATOMO-PATHOLOGIQUE

Dans l'étude des indications générales du traitement des néphrites, nous avons dit que le médecin devait avoir trois ordres de préoccupations : 1° supprimer les causes ; 2° guérir les lésions ; 3° combattre les accidents. Nous nous sommes occupés, à propos de la pathogénie, des procédés permettant d'agir sur les causes des néphrites ; le traitement hygiénique remplit en outre cette indication pour les néphrites primitives chroniques.

Il nous faut maintenant passer en revue les diverses lésions anatomiques que l'on peut trouver dans les néphrites et signaler les agents dont nous disposons pour obtenir leur guérison ou leur atténuation. C'est ce que nous désignons sous le nom de traitement curatif.

INFLAMMATION AIGUË OU CONGESTION

Dans les néphrites aiguës ce sont surtout les épithéliums et les glomérules qui sont atteints. Mais, à côté de ces altérations cellulaires, existent des phénomènes congestifs qui étaient autrefois considérés comme caractéristiques de l'inflammation. Dans certains cas même, il se pourrait que la congestion rénale pût exister sans lésion des épithéliums. Ces congestions dites simples s'observent surtout à la suite de l'emploi de substances telles que la cantharide, le copahu, le cubèbe, le santal, la térébenthine, l'essence de moutarde ou, au cours de maladies générales, malaria, diabète, goutte. Elles se montrent aussi à la suite de lésions étendues de la peau, de brûlures, par exemple; ou sous l'influence du froid. Or ce sont là toutes conditions qui, nous l'avons vu, sont capables de réaliser de véritables néphrites. On peut donc considérer ces phénomènes congestifs comme un premier degré de la néphrite aiguë.

Il est probable que, dans ces cas, les lésions épithéliales associées à la congestion ont été assez légères pour se réparer rapidement.

Les poussées congestives peuvent également se produire au cours d'une néphrite chronique à type interstitiel, et ce sont là des faits sur lesquels a particulièrement insisté J. Renaut. L'auteur lyonnais a montré en effet que des reins encore suffisants pouvaient être brusquement fermés par un coup d'œdème aigu, la congestion interstitielle comprimant dans ce cas les tubes et les glomérules et supprimant l'excrétion urinaire. Une intervention active parvient souvent alors à faire disparaître les troubles de la circulation du rein et permet le rétablissement de la sécrétion urinaire. Chez certains malades, ces poussées sont si fréquentes que Wagner a pu décrire une forme spéciale de mal de Bright hémorragique. Elles peuvent se produire sans grande cause apparente. Parfois elles résultent de l'impression du froid ou d'une maladie intercurrente telle que pneumonie, érysipèle, fièvre typhoïde ou même angine simple. Souvent c'est un vésicatoire intempestif qui les provoque.

Il existe peut-être des congestions aiguës idiopathiques, indépendantes de toute lésion rénale. A. Robin, qui les a décrites, n'a pu en examiner anatomiquement qu'un seul cas, et dans ce cas il existait une néphrite ancienne. Il paraît y avoir des congestions réflexes du rein produites par des irritations portées sur les voies urinaires inférieures, comme cela a été signalé par Tuffier, ou par des accidents cérébraux graves tels que l'épilepsie.

Les congestions aiguës se caractérisent habituellement en clinique par de la fièvre, par des douleurs plus ou moins vives dans la région lombaire, par une oligurie pouvant aller jusqu'à l'anurie, par de l'albuminurie et parfois par des hématuries plus ou moins abondantes. L'hématurie des néphrites peut se présenter sous différents aspects. Quand l'hémorragie est abondante, l'urine est franchement rouge; mais, au microscope, comme l'ont signalé Lécorché et Talamon, on n'y trouve qu'un petit nombre de globules rouges, qui semble insuffisant pour expliquer la coloration foncée de l'urine, si bien qu'on peut se demander s'il s'agit d'une hémoglobinurie plutôt que d'une hématurie vraie. Par contre, on y constate de petits caillots vermiformes assez caractéristiques. Si l'hémorragie est de moindre importance, l'urine a une couleur brune ou fumeuse, rapportant la couleur du bouillon de viande.

La congestion dans les néphrites joue donc un rôle important pour le pronostic, en ce sens qu'elle supprime plus ou moins complètement l'excrétion urinaire et qu'elle contribue par les hématuries à anémier le malade. Il est nécessaire de la combattre énergiquement.

Saignée. — Parmi les moyens les plus actifs de lutter contre les poussées congestives, il faut citer la saignée générale. Celle-ci est indiquée surtout dans la néphrite aiguë, à son début, à un moment où le malade n'est pas trop anémié, elle est indiquée également dans les poussées congestives au cours des néphrites chroniques à type interstitiel. C'est un procédé thérapeutique dont il ne faut pas abuser, une ou deux saignées de 200 à 300 grammes sont suffisantes pour rétablir la perméabilité du rein. La saignée est contre-indiquée chez les enfants qui supportent mal les émissions sanguines et qui, d'ailleurs, présentent rarement des formes véritablement congestives. La saignée avait déjà été conseillée par Bright, Blackall, Rayer, mais, à la suite des abus qu'en avait fait l'école de Broussais, elle a été un peu délaissée, et Dujardin-Beaumetz la repousse absolument dans les néphrites quelque aiguës qu'elles soient. Nous ne parlons pas actuellement de son rôle dans les accidents urémiques, nous aurons à y revenir.

Ventouses scarifiées. — Si la congestion est peu intense, au lieu de la saignée, il est préférable de faire une application de ventouses scarifiées sur la région lombaire. Celles-ci sont plus spécialement indiquées chez les enfants et les sujets anémiés ou atteints de néphrite chronique. Leurs applications pourront être répétées un certain nombre de fois au besoin.

Sangsues. — Les sangsues paraissent agir moins activement que les ventouses scarifiées pour faire disparaître la congestion rénale et les douleurs lom-

baires qui en résultent. On pourra en appliquer de
six à douze sur la région des reins.

Ventouses sèches. — Si les phénomènes congestifs
sont encore de moindre intensité, si le sujet est plus
cachectique ou plus jeune, on pourra se contenter de
ventouses sèches fréquemment renouvelées et en
nombre assez considérable, vingt, quarante, sur les
reins et les régions avoisinantes.

Révulsifs. — On peut employer également, dans ces
cas, des révulsifs divers, tels que les pointes de feu
appliquées légèrement, pour ne pas laisser, à la
suite, de plaies toujours graves chez des sujets
œdématiés. Pour la même raison, on devra être prudent dans l'emploi du cautère. Quant aux vésicatoires, nous avons dit que les vésicatoires cantharidés devaient être proscrits. On pourra, si l'on veut
produire une vésication, se servir de vésicatoires
phéniqués ou ammoniacaux.

Vésicatoire phéniqué (Ollivier).

Acide phénique cristallisé 9
Alcool 1

Vésicatoire à l'ammoniaque.
(Pommade de Gondret du Codex.)

Suif de mouton . . . . 1 gramme.
Axonge 1   —
Ammoniaque liquide. 2   —

La rubéfaction se produit en cinq minutes, la vésication
en dix minutes, le sphacèle après quinze minutes.

On peut également imbiber d'ammoniaque soit un
tampon d'ouate soit une compresse épaisse de flanelle
ou de drap et l'appliquer sur la peau.

Il est possible aussi de produire une vésication par l'emploi du marteau de Mayor ou par des révulsions énergiques avec l'huile de croton ou par l'application de cataplasmes sinapisés. Quant à la teinture d'iode, nous avons vu qu'elle n'était pas sans inconvénients et nous pensons qu'il vaut mieux s'en abstenir. D'ailleurs elle constitue un révulsif un peu faible.

LÉSIONS INFLAMMATOIRES DES ÉPITHÉLIUMS

Ces lésions sont marquées surtout dans les formes dites parenchymateuses ou épithéliales aiguës ou chroniques. Elles se caractérisent par la présence des cylindres dans les urines et surtout par une albuminurie abondante. Nous renvoyons au chapitre *Albuminurie du traitement symptomatique* ce que nous aurons à dire sur ce sujet.

DÉGÉNÉRESCENCE GRAISSEUSE

La dégénérescence graisseuse est, nous l'avons vu, caractéristique de l'empoisonnement par le phosphore, l'arsenic, l'antimoine, l'iodoforme, l'acide sulfurique; l'oxyde de carbone pourrait également la produire. D'après Lancereaux, la seule lésion rénale véritablement imputable à l'alcoolisme est la dégénérescence graisseuse. On peut la rencontrer également dans l'ictère grave, la fièvre jaune et le choléra. Dans les formes lentes de la tuberculose, on peut trouver des dégénérescences graisseuses partielles. Cette altération épithéliale donne lieu surtout à de l'anurie; l'albuminurie est peu marquée; on peut trouver dans l'urine quelques cylindres chargés de gouttelettes de graisse. Cette altération du rein est généralement associée à des lésions semblables du foie. Elle ne comporte pas de traitement curatif bien spécial. On se bornera à faire un traitement pathogénique et symptomatique pour lequel nous prions de se reporter à d'autres chapitres de cet ouvrage.

DÉGÉNÉRESCENCE AMYLOÏDE

La dégénérescence amyloïde, c'est l'apparition dans les parois artérielles ou les épithéliums du rein d'une substance à réactions toutes spéciales. Cette altération fut décrite d'abord par Rokitansky sous le nom de rein lardacé. Meckel constata que la substance caractéristique de cette dégénérescence se colorait en brun par l'iode, et que l'acide sulfurique faisai passer cette teinte au violet; il crut qu'il s'agissait de cholestérine. Virchow, pensant que cette substance était analogue à l'amidon végétal, lui donna le nom d'amyloïde. Mais Kekulé démontra que ce n'était pas un principe ternaire comme l'amidon; c'est en effet une substance azotée, paraissant voisine de la kératine des ongles ou de la chitine de la carapace des articulés (Katkow), et, comme elles, extrêmement résistante à toutes causes destructives. Elle est insoluble dans l'eau acidulée ou alcalinisée et n'est pas digérée par le suc gastrique. On comprend que les substances médicamenteuses soient sans grande action sur elle. Cependant, l'iodure de potassium (Bartels) serait capable d'avoir sur elle une influence curative.

Il sera important de s'attacher surtout au traitement prophylactique de cette dégénérescence. Pour cela, il faudra s'opposer aux suppurations prolongées par des grattages ou même par des amputations. Il faudra traiter énergiquement la syphilis, et lutter de tout son pouvoir contre la tuberculose, puisque ce sont là les causes les plus habituelles de la dégénérescence amyloïde.

Cette affection se soupçonne plutôt qu'elle ne se diagnostique. En effet, il ne faut pas compter trouver, dans les urines, de cylindres présentant la réaction amyloïde. Les signes les plus importants sont fournis par les divers organes atteints de la même lésion : hypertrophie du foie et de la rate, diarrhée aqueuse et sans coliques. Les symptômes urinaires consistent dans une albuminurie souvent peu considérable, mais pouvant atteindre cependant de forts chiffres, jusqu'à 31 grammes (Bartels). Au début, il y aurait une période de polyurie (Grainger Stewart), précédant souvent de longtemps l'albuminurie.

En raison de la cachexie qui accompagne habituellement cette altération, qui n'est pas exclusivement rénale, mais qui est véritablement une maladie générale, il est bon de ne pas attacher trop d'importance à l'albuminurie. Il est souvent préférable de chercher à remonter les malades par une alimentation azotée, comprenant du lait ou du vin, de la viande, des œufs. On prescrira en outre des ferrugineux, du quinquina, de l'huile de foie de morue. On fera des inhalations d'oxygène, du massage, on prescrira des bains salés ; on pourra même conseiller une cure à Salins. Murchison a recommandé des bains contenant de 30 à 60 grammes d'acide chlorhydrique. Il conseillait, en outre, l'acide chlorhydrique ou nitrique à l'intérieur, dans l'espoir de dissoudre la matière amyloïde. Mais, nous l'avons vu, cette substance ne se laisse pas attaquer par les acides et ce traitement a été abandonné.

LÉSIONS SCLÉREUSES

Le seul médicament qui paraisse avoir une action sur les lésions scléreuses est l'**iode**, administré sous forme d'iodures alcalins de potassium, de sodium, de strontium ou de calcium. C'est surtout dans les altérations scléreuses de nature syphilitique que cette action est évidente. Dans l'artério-sclérose, elle est sans doute moins marquée, mais semble encore assez efficace. Aussi l'iodure est-il considéré comme le médicament par excellence de la néphrite interstitielle et cela d'autant plus qu'il a en outre un effet très manifeste sur diverses manifestations de la sclérose rénale, telles que la dyspnée urémique, l'hypertension artérielle, l'hypertrophie du cœur. Etant donné l'importance de ce médicament, nous allons en faire ici une étude complète pour n'avoir plus, dans notre chapitre du *Traitement symptomatique*, qu'à le signaler à propos de divers accidents du brightisme.

Les iodures sont habituellement prescrits par la voie buccale. Il importe, par suite, de connaître leur action sur les fonctions gastriques. D'après Hayem, à hautes doses, ils produisent de l'hyperpepsie, puis de l'hyperchlorhydrie avec fermentation acétique. Si le traitement est longtemps continué, ils amènent de l'hypopepsie. Mais si les doses d'iodures sont légères, ces troubles gastriques disparaissent rapidement lorsqu'on suspend ce traitement. D'où cette conclusion qu'un traitement ioduré faible peut être poursuivi longtemps à condition d'être intermittent. Les iodures impurs, en particulier ceux qui contiennent des iodates, seraient plus irritants pour la muqueuse gastrique, ce que Rabuteau attribue à l'instabilité de ces corps en présence de l'acide chlorhydrique et au dégagement d'iode libre. L'iodure de potassium à petites doses augmenterait l'appétit et produirait un peu de constipation ; à hautes doses, il pourrait provoquer de la diarrhée.

Les iodures sont vite absorbés et se diffusent avec rapidité dans tous les organes. L'iode apparaît dans les urines quatre minutes après avoir été ingéré (Wöhler) et trente secondes après avoir été injecté dans une séreuse (Richardson). Il passerait même encore plus rapidement dans la salive. Ingéré à petite dose, 1 gramme, il met de un à trois jours pour s'éliminer en totalité ; à la dose de 10 grammes, il lui faut de dix à douze jours. C'est par les urines que l'iode s'élimine surtout, on y retrouve en effet de 60 à 75 p. 100 de la dose absorbée. C'est surtout dans les reins, les glandes salivaires et le poumon que l'iode semble se fixer de préférence.

C'est peut-être sur l'appareil circulatoire que les iodures produisent les effets les plus accentués, ou du moins ceux qui nous intéressent le plus dans le cas présent. Le plus net, c'est la dilatation des petits vaisseaux artériels et par suite, l'abaissement de la pression sanguine. D'après G. Sée, qui a une prédilection marquée pour l'iodure de potassium, l'iodure de sodium produirait au début de son action des effets inverses imputables au sodium : vaso-constriction et hypertension transitoire.

L'iode, en raison de ces propriétés vaso-dilatatrices, est considéré comme un excitant des sécrétions, et en effet il produit du larmoiement, du coryza. Les sécrétions pulmonaires semblent augmentées et plus liquides. De même, il est légèrement diurétique. Mais ces effets hypercriniques ne s'observent pas sur toutes les glandes, car il diminue plutôt la sécrétion lactée. Les phénomènes congestifs, ainsi produits par les composés iodiques, peuvent avoir des inconvénients ; ainsi, parfois, sous leur influence, on peut voir se produire des hémoptysies, rares sans doute chez les brightiques, mais plus fréquentes et plus graves dans les cas de tuberculose pulmonaire ou de bronchites chroniques. L'iode est d'ailleurs, à notre avis, un des plus sûrs emménagogues. Comme phénomène congestif, parfois inquiétant, nous devons signaler l'œdème de la glotte. C'est peut-être par suite de cette action congestive que l'iode peut provoquer de l'albuminurie. On devra donc s'abstenir d'iodures dans les formes aiguës, et peut-être aussi dans les périodes urémiques. Chez les enfants, l'iode serait plus particulièrement contre-indiqué, car Bacchi a montré que l'iode avait chez eux une action sur le rein beaucoup plus marquée que chez l'adulte.

Mais, si ces phénomènes congestifs peuvent avoir des inconvénients, c'est à eux sans doute que sont dus les effets les plus importants dans le traitement de la néphrite interstitielle. C'est probablement par suite de cette excitation de la circulation périphérique que les petits vaisseaux reprennent un peu de l'élasticité, que leur avait fait perdre l'induration scléreuse. Mais, dans l'artério-sclérose, il n'existe pas seulement une sclérose péri-artérielle. Depuis les travaux de Hipp. Martin sur la sclérose dystrophique, on sait que, sous l'influence de l'ischémie, les territoires éloignés des artérioles dégénèrent et se transforment en tissu fibreux. Activer la circulation capillaire, c'est donc s'opposer à la production ou à l'aggravation de cette sclérose dystrophique. Peut-être même l'iode peut-il amener, en partie du moins, la résorption des formations conjonctives pathologiques, par le fait d'une action chimique spéciale de l'iode sur les éléments albuminoïdes de nature connective.

De même ordre est peut-être le mode d'action de l'iode sur la dyspnée brightique. Celle-ci étant .accompagnée de phénomènes d'œdème pulmonaire, avec sécrétion visqueuse des petites bronches, les iodures par leur action congestive et hypercrinique sur l'appareil pulmonaire facilitent sans doute la résorption de l'œdème et la liquéfaction ainsi que l'élimination des produits bronchiques.

Pour terminer ce que nous avons à dire de l'iode, signalons les accidents cutanés de l'iodisme. Les uns peuvent être rapportés à des phénomènes congestifs tels que l'érythème, pouvant affecter la forme noueuse (Hallopeau), et même le purpura, particulièrement à craindre chez les brightiques cachectiques, où les artérioles sont devenus fragiles, peut-être par le fait d'anévrismes capillaires. Les autres consistent dans l'acné iodique, qu'on peut attribuer à la décomposition, sous l'influence des acides gras, des iodures éliminés par la peau. Les divers accidents de l'iodisme ont pu être, dans certains cas, imputés au mal de Bright avec insuffisance rénale, ayant empêché l'élimination de l'iode par les urines.

Quant à l'action de l'iode sur la nutrition générale, elle est mal précisée. D'après Gubler, l'iode abaisserait le chiffre de l'urée, ce que Rabuteau attribue à un ralentissement de la dénutrition. Mais ce sont là des faits contestés.

De ce qui précède, on voit que c'est surtout dans la période artérielle de la néphrite interstitielle que les iodures sont indiqués. Küss, déjà, avait remarqué que les iodures étaient particulièrement bien supportés par les sujets ayant un pouls plein, fort et fréquent. Il engageait à la prudence si le pouls était faible. Les iodures sont contre-indiqués chez les enfants en toute circonstance et chez les adultes en cas d'albuminurie abondante et peut-être à la période cachectique. La grande indication, c'est l'hypertension artérielle. Ils sont en outre indiqués dans les cas de dyspnée brightique

Le choix du composé iodique n'est peut-être pas indifférent. Pour le traitement prolongé que nécessite l'artério-sclérose, l'iodure de sodium est préférable à l'iodure de potassium, à cause des dangers que peuvent présenter les sels de ce dernier métal. En cas de dyspnée, les effets de l'iodure de potassium sont plus rapides, c'est à ce sel qu'il faut donner la préférence ; mais il est prudent de ne pas continuer trop longtemps son usage.

Si le sujet a une albuminurie abondante, on pourrait prescrire l'iodure de strontium, puisque les sels de strontium semblent avoir une action favorable contre ce symptôme. On a conseillé l'iodure de calcium chez les tuberculeux brightiques, mais ce sel est peu maniable à cause de son instabilité.

Les doses d'iodure peuvent varier de $0^{gr},50$ à 2 grammes par jour ; les doses de 4 à 6 grammes sont rarement utiles. On peut formuler ainsi :

Iodure de potassium . . . . 15 grammes.
Eau distillée . . . . 250 —
Sirop d'écorces d'oranges amères . . 35 —

Une cuillerée à soupe matin et soir, chaque cuillerée contient 1 gramme d'iodure.

ou bien

Iodure de sodium. . . . . . . 10 grammes.
Eau distillée . . . . 100 —

Une cuillerée à café avant chaque repas dans un peu d'eau

de Vichy, d'eau rougie ou de bière. — Chaque cuillerée à café contient 0^{gr},50 d'iodure.

L'eau de Vichy ou le bicarbonate de soude ont la propriété de faire supporter beaucoup mieux les iodures alcalins.

Il est bon de commencer par des doses plus faibles, ne serait-ce que pour tâter la susceptibilité du malade. Il importe de le prévenir des effets possibles du médicament : céphalalgie, fétidité de l'haleine, coryza. Ces petits accidents sont généralement de peu de durée. Au bout de huit jours, on peut prescrire les doses pleines. Il est avantageux de suspendre fréquemment l'emploi du médicament. Tous les dix ou quinze jours, par exemple, on laissera reposer le malade pendant cinq à sept jours. Pour la dyspnée, la dose active est de 2 grammes par jour.

Pour éviter l'acné iodique, il est bon de faire faire au malade des lotions fréquentes de la peau; on pratiquera aussi l'antisepsie intestinale, au moyen du benzo-naphtol. Le coryza serait dû, d'après Ehrlich, à la présence dans le nez de sels nitreux mettant l'iode en liberté. Pour parer à cet inconvénient, cet auteur conseille l'emploi de l'acide sulfanilique à la dose de 4 à 6 grammes, ce corps se combinant aux nitrites.

TRAITEMENT SYMPTOMATIQUE

ALBUMINURIE

L'albuminurie est un des symptômes capitaux des néphrites, aussi dans le langage courant ces deux expressions sont-elles prises souvent comme synonymes. Ce qui est inexact, car il existe des albuminuries sans néphrite et réciproquement. Il nous faut donc étudier brièvement l'albuminurie en tant que symptôme, de façon à établir en quelque sorte sa valeur séméiologique et par conséquent les indications thérapeutiques que ce symptôme comporte.

Et tout d'abord, comment reconnaît-on l'albuminurie ? Le procédé de recherche le plus habituellement employé peut-être, c'est celui de Heller-Gubler, ou de l'acide nitrique. Pour cela, on remplit à moitié un verre à pied de l'urine à examiner, préalablement filtrée s'il y a lieu, puis le long des parois du verre on fait glisser quelques centimètres cubes d'acide nitrique. Presque toujours on voit se former dans les parties supérieures du liquide un disque opalin formé par la précipitation des urates. S'il y a de l'albumine, il se produit à la partie inférieure, au contact de l'acide nitrique que sa densité maintient au fond du verre, un second disque opalin dont la transpa-

rence est en raison inverse de la quantité d'albumine contenue dans l'urine. Mais ce procédé n'est
pas d'une rigueur absolue. En effet, d'une part il
donne un résultat négatif quand il y a moins de
0^{gr},05 d'albumine par litre, et d'autre part il peut
donner un résultat positif avec une urine non albumineuse. En effet, dans certains cas, l'acide nitrique
peut produire un précipité de nitrate d'urée simu-
lant d'albumine, et, en outre, il peut amener la précipitation d'albuminoïdes autres que les albumines
urinaires, de la mucine par exemple. Ce détail est
intéressant à connaître, car, à la suite de l'emploi de
vésicatoires, l'urine contient parfois de la mucine
due à de la cystite, qu'il ne faudrait pas prendre pour
de l'albumine. La distinction est facile, car la mucine
n'est pas précipitable par la chaleur.

Il importe donc fréquemment, en cas de doute, de
contrôler le procédé de l'acide nitrique par l'emploi
de la chaleur. Si, avec une urine albumineuse, on
remplit aux trois quarts un tube à expérience, et
qu'on chauffe la partie supérieure du liquide jusqu'à
60° ou jusqu'à l'ébullition, on voit se former un nuage
produit par la coagulation de l'albumine. Mais, dans
un milieu alcalin, le chauffage à ces températures
amène parfois la précipitation des phosphates urinaires ; aussi, pour être sûr que le précipité est bien
formé d'albumine, il faut ajouter quelques gouttes
d'acide acétique. Si le précipité se dissout, ce sont
des phosphates, sinon c'est de l'albumine. Ce procédé n'a pas une sensibilité extrême, il est négatif si
l'urine contient moins de 0^{gr},05 ou 0^{gr},10 d'albumine
par litre. Mais en clinique il est très suffisant.

Pour suivre l'efficacité du traitement et le diriger
en connaissance de cause, il importe souvent de

savoir doser l'albumine. Le procédé généralement usité dans ce but est celui d'Esbach. Le réactif a la composition suivante :

```
Acide picrique. . . . . . .    10 grammes.
Acide citrique. . . . . . .    20      —
Eau . . . . . . q. s. pour  1000      —
```

Dans le tube spécial construit sur les indications d'Esbach, on verse l'urine jusqu'à la marque U, puis le réactif picro-citrique jusqu'à la marque R, on bouche le tube avec le pouce ou avec un bouchon de caoutchouc et on le retourne plusieurs fois pour effectuer intimement le mélange. S'il y a de l'albumine, elle se précipite à l'état de nuage diffus. On laisse reposer vingt-quatre heures le tube, préalablement fermé avec un bouchon de caoutchouc; l'albumine, au bout de ce temps, s'est déposée en une masse compacte au fond du tube, et, d'après la hauteur de cette masse, on apprécie la quantité d'albumine. Les traits et les chiffres marqués sur le tube indiquent les grammes d'albumine par litre, les fractions de gramme s'apprécient au juger.

Mais les substances albuminoïdes sont extrêmement nombreuses, et dans les urines on peut trouver des albumines différentes. Ainsi, par exemple, après avoir précipité de l'albumine, si, à l'exemple de Bouchard, on chauffe l'urine on constate que dans certains cas l'albumine reste à l'état de nuage diffus, tandis que, dans d'autres cas, elle se contracte en grumeaux qui flottent dans l'urine redevenue transparente. Il pourrait y avoir ainsi dans les urines, d'après cet auteur, deux variétés d'albumine, l'une rétractile, l'autre non rétractile. Il est parfois intéressant de déterminer la nature de l'albumine contenue

dans une urine. Nous ne signalerons que les variétés
les plus importantes. On en décrit quatre en général,
qui se comportent vis-à-vis de la chaleur et de
l'acide nitrique de la façon suivante :

Sérine
Globuline } précipitées par la chaleur et par l'acide
nitrique.

Propeptone } précipitée par l'acide nitrique, mais non
par la chaleur.

Peptone } non précipitée ni par la chaleur ni par
l'acide nitrique.

En réalité, au point de vue spécial des néphrites,
qui seul nous intéresse actuellement, les deux dernières ne doivent pas nous occuper. Elles ne sont
pas symptomatiques de lésions rénales.

Restent la sérine et la globuline, précipitables l'une
et l'autre par les procédés de recherche et de dosage
que nous avons signalés. La globuline ou paraglo-
buline se décèle dans une urine de la façon suivante :
dans un verre à expérience on verse de l'urine jusqu'à la moitié de sa hauteur, puis on ajoute une
poignée de cristaux de sulfate de magnésie, et on
laisse reposer jusqu'au lendemain. S'il y a de la
globuline, on constate au-dessus des cristaux non
dissous un nuage ressemblant aux précipités albumineux ordinaires. Le dosage séparé de la sérine et
de la globuline se fait par des procédés de labora-
toire que nous ne pouvons indiquer ici.

La sérine est l'albumine du sérum, c'est l'albumine
circulante. On la dit communément identique à l'albumine de l'œuf, ce qui est inexact, car l'ovalbu-
mine est précipitée par l'éther, ce qui n'a pas lieu
pour la sérine. Ce caractère différentiel permet de
dépister une simulation. La sérine est la véritable
albumine des néphrites, c'est elle qui révèle les

lésions inflammatoires des glomérules ou des épithéliums.

La globuline est considérée comme l'albumine des tissus ou albumine fixe. Ce serait l'albumine des protoplasmas cellulaires. Elle existe cependant à l'état normal dans le sang. Habituellement, en cas de néphrite, ces deux variétés d'albumine existent dans les urines en même proportion que dans le sang, c'est-à-dire qu'on trouve environ deux ou trois fois plus de sérine que de globuline. Dans la néphrite amyloïde, cependant, la proportion peut être renversée, la globuline étant plus abondante que la sérine; cela s'expliquerait moins par la néphrite elle-même, que par la dénutrition générale de l'organisme. Dans les néphrites aiguës, la globuline est souvent assez abondante, elle proviendrait, d'après Senator, de la dissolution dans l'urine des albumines constitutives des épithéliums du rein desquamés. Enfin, dans les albuminuries des fièvres, elle serait prépondérante, c'est peut-être elle qui forme l'albumine non rétractile de Bouchard. Elle serait dans ce cas un indice de dénutrition.

Cela dit sur les diverses variétés d'albumines urinaires, voyons quels sont les rapports de l'albuminurie et des néphrites.

Il est un point sur lequel tout le monde est d'accord, c'est qu'une albuminurie un peu abondante, de plus de 0^{gr},50, par exemple, indique des lésions épithéliales; la néphrite parenchymateuse donne même habituellement lieu à une albuminurie beaucoup plus considérable. Mais il est des points sur lesquels l'accord est moins unanime.

D'abord, l'absence d'albuminurie doit-elle faire rejeter le diagnostic de néphrite? Nullement. Il existe, dans la néphrite interstitielle, des périodes pendant lesquelles l'albuminurie manque absolument, et récemment encore nous voyions ensemble une urémique qui, huit jours avant sa mort, avait une urine dans laquelle les réactifs usuels ne décelaient pas trace d'albumine.

Inversement, peut-il y avoir albuminurie sans néphrite? Pour certains auteurs, les albuminuries légères, non rétractiles, qui accompagnent presque constamment les fièvres, pourraient se produire sans lésions rénales. Cependant, actuellement, on admet plus généralement qu'il existe dans ces cas une néphrite épithéliale légère. L'asphyxie, l'asystolie, certaines maladies nerveuses, les irritations cutanées donnent lieu à de l'albuminurie, probablement par suite de troubles circulatoires du rein.

Existe-t-il dans ce cas de véritables lésions rénales? C'est probable ; car toutes les fois qu'ils ont produit de l'albuminurie expérimentale, Lécorché et Talamon ont constamment trouvé de la glomérulonéphrite.

Chez les dyspeptiques, les goutteux, les diabétiques, dans les maladies du foie, l'albuminurie n'est pas rare; est-elle simplement l'indice d'un trouble nutritif général, ou bien indique-t-elle une néphrite? Étant donné, dans ces cas, la fréquence de lésions rénales à l'autopsie, il est bien vraisemblable que, lors même que l'albuminurie n'aboutit pas à une néphrite manifeste, elle s'accompagne d'altérations légères du rein.

Reste la question de l'albuminurie dite physiologique, soulevée déjà par Becquerel et Bostock, étudiée plus complètement par Leube, Senator et Capitan.

Les statistiques publiées semblent à première vue indiquer la possibilité et la fréquence de cette albuminurie physiologique, puisque, sur 100 sujets sains en apparence, des soldats en général, il y en a environ 40 qui présentent des traces d'albumine. Mais, à ce sujet, il y a lieu de faire des réserves. Les auteurs qui ont entrepris ces recherches se sont servis des réactifs qu'ils jugeaient les plus sensibles, et ils les ont sans doute choisis trop sensibles. Car la plupart de ces réactifs, le réactif de Tanret par exemple, coagulent non seulement les albumines habituelles du sérum, sérine et globuline, mais de nombreuses albumines qui n'ont rien à voir avec les néphrites, telles que la propeptone, les peptones, la mucine, etc., et même des substances non albuminoïdes, telles que les alcaloïdes. D'après Lécorché et Talamon, c'est tout au plus si, sur 100 sujets, on en trouve 25 ayant de l'albumine véritable. Or, ces sujets supposés sains, le sont-ils réellement ? Si l'on songe à la fréquence des troubles digestifs latents, à la fréquence de la néphrite interstitielle latente, il est bien vraisemblable que, derrière cette santé apparente, se cachent des altérations pathologiques très légères évidemment, mais existantes néanmoins et qui, dans l'avenir, pourront évoluer vers un mal de Bright véritable.

Que si l'on répugne à admettre une fréquence si grande de lésions rénales pendant la vie, il nous suffira de rappeler que Suchard dans le service de Potain a trouvé le rein malade 100 fois sur 229 autopsies. Par une coïncidence curieuse, c'est presque exactement la proportion trouvée par Capitan pour l'albuminurie physiologique.

En somme donc, il est possible que l'albuminurie

se produise parfois sans lésions du rein, mais il est plus vraisemblable qu'elle est l'indice d'une altération rénale aussi faible qu'on la suppose. En tout cas, il faut toujours, en présence d'une albuminurie légère, examiner soigneusement le malade et chercher si cette albuminurie n'a pas une cause pathologique latente, une dyspepsie par exemple, s'assurer que, dans les antécédents, il n'y a eu aucune affection ayant pu laisser à sa suite une lésion rénale. Ne serait-ce que par prudence, nous croyons d'ailleurs qu'en présence de toute albuminurie, il faut se conduire comme s'il y avait une lésion rénale. Si l'on connaît la maladie principale cause de l'albuminurie, c'est elle que l'on traitera surtout; si on ne la découvre pas, on mettra le malade au lait jusqu'à ce que l'albuminurie ait disparu. Mais, si l'albuminurie prétendue physiologique est permanente ou intermittente, il faudra soumettre le malade au régime des néphrites interstielles. A part cela, il ne sera peût-être pas nécessaire de recourir à l'emploi des médicaments spéciaux de l'albuminurie que nous allons avoir à décrire.

Ce qui va suivre s'appliquera donc surtout au traitement de l'albuminurie abondante des néphrites à type épithélial.

Dans ces formes de mal de Bright, la constatation de l'albuminurie a une importance diagnostique capitale. Pour le pronostic, son dosage journalier est également très utile. Plus l'albuminurie est abondante, plus les lésions sont profondes et étendues et plus le danger est grand. Cependant il faut savoir que l'albuminurie n'est pas le seul critérium à consulter. Le taux de la dépuration urinaire est au moins aussi important à surveiller Comme on l'a dit : « Le danger est moins dans ce qui passe que dans ce qui ne passe pas ». Ce qui peut, en effet, compromettre l'existence d'un brightique, ce ne sont pas les quelques grammes d'albumine qu'il perd chaque jour, ce sont les substances toxiques que son rein ne sait plus éliminer. Le taux de l'albuminurie doit donc être considéré comme un indice des lésions épithéliales et glomérulaires. En combattant ce symptôme, c'est en somme plutôt une lésion qu'on attaque.

Dans les formes chroniques, rigoureusement traitées pendant un mois, six semaines, on arrive souvent à faire baisser le taux de l'albumine jusqu'à un minimum qu'on ne parvient pas à abaisser davantage. Dans ces conditions, nous l'avons vu, Lécorché et Talamon conseillent de considérer cette albuminurie comme irréductible, d'y attacher alors une faible importance, et de porter son attention sur les autres phénomènes du brightisme.

Mais, à part ce cas, l'albuminurie est un symptôme à traiter. Parmi les moyens d'action que nous possédons contre lui, le plus puissant est le régime lacté; viennent ensuite les antiphlogistiques appliqués sur la région lombaire; quant aux agents médicamenteux proprement dits, ils ont une importance moindre, quoique encore très appréciable.

Alcalins. — D'après Lécorché et Talamon, ce sont les alcalins qui feraient le plus sûrement baisser le chiffre de l'albumine, et, parmi eux, le bicarbonate de soude et l'eau de Vichy tiendraient le premier rang. Voici des preuves qu'ils en fournissent. En quatre jours, chez un brightique saturnin, à la fin d'une poussée aiguë, une dose journalière de 6 grammes de bicarbonate de soude, fit tomber l'albumine de 7 grammes à 3^{gr},75 ; chez un sujet atteint de gros rein blanc chronique, des doses de 12 et 20 grammes par jour réduisirent, dans le même temps, le chiffre de l'albuminurie de 12 à 6 ou 8 grammes. Pour préciser les indications des alcalins dans les néphrites, il importe de connaître leur action sur la digestion, la nutrition et l'urination.

L'action digestive des alcalins a été surtout étudiée pour le bicarbonate de soude. Il résulte des expériences déjà anciennes de Blondlot et Cl. Bernard, et de celles plus récentes de Hayem, Gilbert, Lemoine, que cette substance peut agir favorablement sur deux formes inverses de gastropathie, l'hyperpepsie et l'hypopepsie; tout dépend de la façon de l'administrer. Une petite dose, de 1 à 8 grammes, prise une heure avant le repas, détermine une excitation stomacale avec production d'acide chlorhydrique libre, ce qui est avantageux pour les hypopeptiques. Inversement chez les hyperpeptiques avec bouffées de chaleur après les repas, dilatation stomacale, lenteur des digestions, le bicarbonate de soude pris à doses un peu élevées de 5 à 15 grammes, de une heure à quatre heures après les repas, diminue l'hyperchlorhydrie, hâte l'évacuation gastrique et fait ainsi disparaître les phénomènes pléthoriques accompagnant cette forme de dyspepsie. L'inconvénient est que souvent l'emploi du bicarbonate de soude favorise les fermentations anormales, aussi les effets obtenus sont-ils transitoires.

Pendant les quinze premiers jours d'une cure bicarbonatée continue, les sujets accusent une amélioration remarquable; au bout d'un mois, ils n'obtiennent plus aucun effet du bicarbonate de soude. Aussi Hayem conseille-t-il de faire suivre au malade trois ou quatre cures alcalines par an, de trois ou quatre semaines de durée.

Il nous a semblé qu'on pouvait conserver à ce médicament toute son efficacité en recommandant la cure suivante, en quelque sorte mitigée. Le malade hyperpeptique prend environ 5 grammes de bicarbonate de soude, soit une cuillerée à café de poudre dans un demi-verre d'eau deux heures après les repas, mais seulement quand il a les troubles pléthoriques, lorsqu'il a une sensation de tension à l'épigastre, des bouffées de chaleur. Il doit s'efforcer de ne prendre de bicarbonate qu'à la suite d'un des repas, celui dont la digestion défectueuse le gêne le plus, le soir par exemple, s'il a ce réveil de deux heures du matin, que signale Glénard dans l'entéroptose des dilatés, et qui nous paraît être une des causes les plus manifestes de la neurasthénie. En outre, le malade doit chercher à ne pas prendre de bicarbonate de soude tous les jours.

En somme, l'action eupeptique du bicarbonate de soude est très nette dans les formes hyperpeptiques comme les hypopeptiques. A cet égard, la craie et la magnésie agissent de même et dans les mêmes conditions. Or, en améliorant les digestions, on parvient souvent à faire disparaître l'albuminurie dans les néphrites à type interstitiel encore peu avancées. L'action digestive des alcalins peut donc être utilisée dans ces cas.

Eu égard à leurs effets sur la nutrition générale, les alcalins peuvent être, d'après Lécorché, divisés en deux catégories. Les uns ralentissent les échanges, ce sont les carbonates et bicarbonates, les autres sont des excitants de la nutrition, ce sont les chlorures, bromures, iodures. Si donc le sujet est

vigoureux, s'il est atteint d'une poussée aiguë de
néphrite avec forte albuminurie, ou mieux, s'il est
au déclin de cette poussée, les carbonates et bicarbonates seront indiqués. C'est dans ces conditions
surtout que Lécorché et Talamon leur ont vu produire les effets les plus marqués sur le taux de
l'albuminurie. Ce sera surtout le bicarbonate de
soude que l'on emploiera, de préférence sous forme
d'eau de Vichy ou de Vals. Les sulfates de soude ou
de magnésie, le benzoate de soude ou de lithine
sont utilisables également dans ce cas. Si le malade
est un brightique invétéré, atteint de poussée secondaire, et déjà affaibli ou cachectique, on prescrira
plutôt les sels de chaux ou les eaux bicarbonatées
calciques, Pougues, par exemple.

Inversement, dans les périodes intermédiaires de
la néphrite interstitielle, lorsque le cœur fléchit ou
que l'élimination de l'urée est insuffisante, les
iodures, chlorures et bromures, activant la nutrition,
devront être préférés.

Les modifications imprimées à la fonction urinaire
sous l'influence des alcalins sont de deux ordres :
d'une part, il se produit de la diurèse, surtout
marquée lorsque l'on emploie des sels de potasse,
nous aurons à y revenir à propos du traitement de
l'insuffisance urinaire. D'autre part, il se produit des
modifications chimiques de l'urine, dépendant en
grande partie des effets des alcalins sur la nutrition.
Les sels excitant la nutrition (iodures, chlorures et bromures) amènent une excrétion plus considérable de
l'urée ; les carbonates au contraire restreignent cette
excrétion. Mais, en outre, ces derniers sels, de même
que les sels à acides organiques végétaux (citrates,
tartrates, malates) ou animaux (lactates) exagèrent

l'alcalinité du sang et, comme conséquence, diminuent l'acidité des urines. On ne devra donc les prescrire qu'aux malades chez lesquels on constatera que les urines ont une acidité normale ou exagérée. Quand l'acidité urinaire est diminuée, à plus forte raison si l'on trouvait les urines alcalines, il faudrait s'en abstenir.

Hayem a fait remarquer en outre que l'alcalinisation des urines favorise la pullulation des microbes qui peuvent exister dans les voies urinaires. C'est pour cette raison sans doute que les alcalins produisent, chez les urinaires, des accidents graves sur lesquels insiste Guyon. Il sera donc utile, avant de les prescrire, d'évaluer le degré d'acidité des urines.

En général, dans les formes aiguës et dans les périodes cachectiques, l'urine est très acide, ce qui correspond à une alcalinité moindre du sang. Dans le premier cas, les carbonates, le bicarbonate de soude en particulier, sont tout à fait indiqués ; dans le second, il faut être plus réservé, le traitement par le bicarbonate de soude étant un peu déprimant, au moins pour certains auteurs, il faudrait préférer les eaux bicarbonatées calciques.

En cas d'hypoazoturie, les carbonates sont mal supportés, puisqu'ils restreignent l'élimination de l'urée déjà insuffisante.

Strontiane. — Les sels de strontiane, quoique rentrant dans la catégorie des alcalins, méritent une description spéciale, en raison des études récentes qu'on en a faites et qui tendraient à les présenter comme des spécifiques de l'albuminurie. La strontiane avait déjà été employée par Vulpian dans le traitement de la goutte et du rhumatisme chronique, mais, malgré l'innocuité qu'il lui avait reconnue, cette substance, étant considérée comme toxique, n'était pas entrée dans l'arsenal thérapeutique. Cette défaveur tomba le jour où Laborde montra que les effets toxiques imputés à la strontiane étaient dus à la baryte qui lui est associée dans les produits impurs. C'est G. Sée qui signala son action dans l'albuminurie. Un malade ayant 23 grammes d'albumine dans ses urines, soumis au traitement par les sels de strontiane, n'avait plus que 12 grammes le lendemain, et l'albuminurie finit par disparaître les jours suivants. Dujardin-Beaumetz obtint également une diminution de l'albuminurie, qui fut réduite de 50 p. 100, mais ne put obtenir sa disparition complète. D'après Constantin Paul, la strontiane est utile dans toutes les formes parenchymateuses, mais nulle dans les formes interstitielles, dans la tuberculose et la syphilis rénales. C'est en somme sur l'albuminurie qu'elle agit. D'ailleurs, il semble admis par les divers expérimentateurs que le symptôme albuminurie est seul modifié, mais que les autres accidents du brightisme ne sont pas influencés par ce médicament; dès qu'on le suspend, l'albuminurie se reproduit à son taux primitif.

Pour qu'on puisse préciser le mode d'action de la strontiane, voici, d'après les auteurs ci-dessus, quels sont ses effets sur la digestion, la nutrition et l'urination.

Les effets digestifs sont incomplètement connus, mais semblent avantageux. Ses sels augmentent l'appétit et paraissent améliorer la digestion. Les effets eupeptiques seraient surtout marqués pour le bromure (G. Sée), qui agirait principalement dans les dyspepsies à forme hyperchlorhydrique avec dilatation et gastralgie. Les sels de strontium seraient en outre antiputrides et antiparasitaires. Ils tuent en effet le ténia et les vers intestinaux. L'antisepsie intestinale se réaliserait particulièrement bien avec le lactate, ce qui tiendrait peut-être, d'après Dujardin-Beaumetz, à l'acide lactique plus qu'à la strontiane.

Sur la nutrition, la strontiane agirait comme reconstituant surtout à l'état de phosphate. Ce serait un excitant de la nutrition, car elle accroît l'élimination de l'urée ; sous son influence le poids du corps augmenterait.

Enfin les sels de strontiane seraient diurétiques d'après Laborde, mais la diurèse n'a pas été constatée par G. Sée. La strontiane ne produirait pas de trouble dans les urines, comme le font les sels de potasse.

En résumé, la strontiane, comme le bicarbonate de soude, paraîtrait agir sur l'albuminurie grâce à ses effets eupeptiques, mais, contrairement à ce sel, elle exciterait la nutrition et serait, par suite, indiquée plus spécialement chez les hypoazoturiques qui, nous l'avons vu, supportent mal le bicarbonate de soude. En outre, il faut peut-être invoquer l'antisepsie intestinale qu'elle produit et qui diminuerait les toxines alimentaires.

Le lactate de strontiane est le sel le plus employé, on le prescrit à la dose moyenne de 6 à 8 grammes par jour. On pourrait aller jusqu'à 20 grammes au besoin, mais cette dose est rarement utile.

Laborde conseille la formule suivante :

> Lactate de strontium . . . . 50 grammes.
> Eau. . . . . 250 —

Une cuillerée à soupe matin et soir, chaque cuillerée contient 3 grammes.

Mais c'est là une solution un peu trop concentrée, car par les temps froids elle cristallise en partie. On pourrait la modifier légèrement :

Lactate de strontium . . . . 50 grammes.
Eau. . . . . 375 —

Chaque cuillerée à soupe contiendrait 2 grammes de lactate de strontium, on en prescrirait trois cuillerées par jour.

Acides. — Les acides minéraux, en raison de leurs propriétés astringentes, sembleraient devoir agir d'une façon favorable sur les épithéliums du rein. On a essayé les acides sulfurique, phosphorique, chlorhydrique, nitrique

L'acide sulfurique s'emploie à l'état d'eau de Rabel, qui est une solution de 10 grammes d'acide sulfurique dans 30 grammes d'alcool, dont on peut faire prendre de 1 à 3 grammes dans une potion de 250 grammes. Cette préparation pourrait être employée en cas d'hématurie, en raison de ses propriétés hémostatiques.

L'acide phosphorique serait diurétique en même temps qu'astringent, on peut le donner sous forme de limonade :

Acide phosphorique officinal . . . . 2 grammes.
Eau . . . . 900 —
Sirop. . . . . 100 —

L'acide nitrique serait peut-être le plus actif contre l'albuminurie (Forget, Rayer, Millard (de New-York), il serait utile surtout dans le rein goutteux (Kidd) :

Acide azotique officinal. . . . 1 ou 2 grammes.
Eau aromatique de citron. . . 30 —
Sirop. . . . . 60 —
Eau . . . . q. s. pour 1000 —

Quant à l'acide chlorhydrique, ce serait grâce à ses effets sur la digestion qu'il pourrait être utile contre l'albuminurie. Il diminue en effet les fermentations anormales dans l'estomac, et paraît indiqué dans les formes hypopeptiques. On le fait prendre, dans ce cas, un quart d'heure ou une demi-heure après le repas. Inversement, dans les formes hyperpeptiques, pris avant le repas, il modérerait l'hyperchlorhydrie.

On peut le formuler ainsi :

> Acide chlorhydrique pur. . .   3 grammes
> Eau. 300   —

Une cuillerée à soupe dans un demi-verre d'eau sucrée.

Les acides minéraux, il faut le savoir, exagèrent l'acidité urinaire, aussi faut-il les manier prudemment dans les cas où les urines sont déjà fort acides (mal de Bright aigu, cachexie terminale de la néphrite interstitielle).

Parmi les acides organiques, l'acide lactique peut être employé dans le traitement de l'albuminurie, mais, comme il est surtout utile contre les vomissements urémiques, nous renvoyons son étude à ce chapitre.

Tanin. — De tous les acides minéraux ou organiques, c'est le tanin et l'acide gallique qui paraissent produire les effets les plus certains. Les opinions cependant sont contradictoires. Tandis, en effet, que Frerichs se loue de l'emploi du tanin, Bartels dit n'en avoir obtenu aucun effet. Ces divergences tiendraient, d'après Lécorché et Talamon, à ce que l'on n'a pas précisé exactement les indications de cette substance. D'après ces auteurs, le tanin est inutile dans les formes aiguës, congestives de l'albuminurie ; il est au contraire avantageux dans les cas d'albuminurie chronique, de gros rein blanc amyloïde par exemple, et dans les périodes intermédiaires de la néphrite interstitielle avec anémie et cachexie. Il serait, comme les autres acides, d'ailleurs, nuisible lorsque les urines sont déjà trop acides (néphrite aiguë, urémie), favorable au contraire quand l'acidité urinaire est diminuée. C'est un excitant de la nutrition, convenant par conséquent aux hypoazoturiques. C'est de plus un diurétique, ayant peut-être, grâce à ses propriétés astringentes, une action médicamenteuse directe sur les épithéliums du rein (Duboué). Peut-être enfin a-t-il une action tonique sur les capillaires, car il paraît faire diminuer les œdèmes.

Le tanin peut se prescrire à la dose de 0,50 centigrammes ou 1 gramme par jour en plusieurs prises par pilules de 0^{gr},10 par exemple. Comme, dans l'organisme, le tanin se transforme en acide gallique, Gubler préférait employer directement cet acide à la dose de 0,50 à 1 gramme par jour. Le tanin, d'après Bouchard, ayant une action plutôt défavorable sur la digestion gastrique, on pourrait, comme correctif, l'associer au bicarbonate de soude, à l'exemple de Saundby. Le tannate de soude, recommandé par Millard (de New-York) comme particulièrement diurétique, a été donné par cet auteur à la dose quotidienne de trois cachets de 0^{gr},50 à 1 gramme. C'est d'ailleurs un sel soluble qui pourrait entrer dans une potion.

Toniques et astringents. — A côté du tanin, nous pouvons placer le quinquina, qui a de plus une action tonique générale ; l'ergot de seigle qui est un vaso-constricteur a été également conseillé (Jacquet, Grainger Stewart) pour modérer la congestion rénale, mais sans grand résultat effectif, il ne peut d'ailleurs être employé quelque temps sans danger. La noix vomique (Gamberini), sous forme de gouttes amères de Baumé, peut être utilisée, mais elle agit surtout comme excitant de l'appétit et de la nutrition.

Le fer a été conseillé par Fothergill dans le traitement de l'albuminurie, mais il rentre probablement dans la catégorie des substances reconstituantes qui, dans certains cas, peuvent indirectement agir sur ce symptôme. Lécorché et Talamon ont particulièrement insisté sur l'importance des préparations martiales dans les cas d'anémie brightique. Chez des malades soumis depuis longtemps au régime lacté absolu et réduits à un état cachectique assez grave sans que l'albuminurie se soit améliorée, ces auteurs ont pu, par un traitement ferrugineux, non seulement remonter leurs malades, mais encore faire diminuer et même disparaître l'albumine des urines. Mais le fer est une substance qui peut être dangereuse dans certains cas, surtout dans les formes aiguës. Les plus légères doses de fer, les eaux minérales ferrugineuses même, peuvent alors amener des congestions du côté du rein ou d'autres viscères, et provoquer de l'hématurie. Il importera donc de donner le fer avec prudence au moins au début, et de surveiller attentivement l'état des urines. Le choix de la préparation peut se régler d'après certaines conditions. En cas d'hématuries légères, Lécorché et Talamon donnent la préférence au perchlorure de fer. Ils conseillent l'iodure aux strumeux, l'albuminate de fer aux dyspeptiques. D'une façon générale, on peut prescrire le protoxalate, puisque, d'après Hayem, c'est ce sel qui élève le plus rapidement le nombre et la puissance colorante des globules.

Comme substances purement astringentes, Oppolzer et Heller ont proposé l'alun, Rosenstein l'acétate de plomb, qui auraient en effet amené une diminution de l'albuminurie. Mais ces médicaments n'ont pas eu grande fortune ; l'acétate de plomb d'ailleurs est dangereux et peut donner lieu à de l'intoxication et à de la néphrite saturnine.

Mercure. — Le mercure, en raison de ses propriétés antiphlogistiques, dépendant sans doute de son action antiseptique, a été conseillé dans le traitement des néphrites aiguës soit en frictions sur les reins, soit même à l'intérieur. A faible dose, d'après Broadbent, il ferait disparaître les dernières traces d'albumine à la fin des néphrites aiguës. Rendu aurait obtenu une amélioration dans un cas de néphrite interstitielle. Cependant, à part les cas de syphilis rénale, il doit être considéré comme dangereux, puisque à haute dose il produit de la néphrite. Le sublimé a été conseillé par Millard (de New-York), mais c'est surtout le calomel qui est actuellement employé. Ce sont plutôt ses effets diurétiques que l'on recherche, aussi l'étudierons-nous dans notre chapitre des diurétiques. Disons cependant que, dans quelques cas, de Renzi a noté la diminution ou même la disparition de l'albuminurie. Il admet une action directe sur les épithéliums. En raison de leurs dangers, nous repoussons complètement les préparations mercurielles, en dehors de la syphilis.

Arsenic. — L'arsenic, recommandé par Millard

dans la néphrite parenchymateuse chronique, n'a pas trouvé de nombreux partisans. On redoute ses effets stéatosants sur les épithéliums du rein.

Chlorhydrate d'ammoniaque. — C'est encore Millard (de New-York) qui a conseillé cet agent dans les albuminuries d'origine hépatique, mais sans entraîner beaucoup d'adhésions.

Matières colorantes. — Certaines matières colorantes, usitées en histologie ou en bactériologie, ont une affinité spéciale pour les éléments épithéliaux. Parmi elles il en est qui s'éliminent par les urines, sans avoir été détruites dans l'organisme. La fuchsine est de ce nombre. Feltz et Ritter l'ont introduite dans la thérapeutique de l'albuminurie, se fondant sur cette conception théorique, que la fuchsine, traversant le rein, se fixerait sur ses épithéliums et pourrait aussi modifier leur vitalité d'une façon avantageuse. C'est surtout Bouchut qui s'est constitué le champion de ce nouvel agent médicamenteux. ·La fuchsine aurait rendu quelques services dans les formes parenchymateuses aiguës ou chroniques (Divet, de Renzi, Sawyer). Mais, pour la majorité des auteurs (Bamberger, Ewald, Eichhorst, Dieulafoy, Dujardin-Beaumetz) ses effets sont nuls ou au moins très douteux. Elle est actuellement inusitée. On la donnait à la dose de 0^{gr},10 à 0^{gr},25 chez les enfants, de 0^{gr},40 chez les adultes, en pilules ou en cachets pour éviter la coloration de la langue. Au bout de quelques jours, l'urine se colorait en rose, et, si l'usage en était poursuivi, la peau elle-même prenait une teinte rose peu agréable.

Le bleu de méthylène, introduit dans la thérapeutique des névralgies par Ehrlich et Lippmann, a été

appliqué par Netchaïeff au traitement de l'albuminurie. Certaines substances colorantes se fixant sur les
microbes avaient paru douées de propriétés antiseptiques, ce qui leur avait fait donner le nom de
pyoctanines par Stilling. On pouvait espérer que le
bleu de méthylène, par exemple, ayant de l'affinité
à la fois pour les noyaux cellulaires et pour les microbes, réaliserait ce double effet paradoxal de revi-
vifier les épithéliums et de tuer les bactéries, causes
de néphrites. Et de fait, au dire de Netchaïeff, le bleu
de méthylène aurait fait, chez trois malades, disparaître l'albuminurie en quinze jours environ, et de
plus il aurait produit de la diurèse. Des expériences
confirmatives seraient nécessaires pour nous fixer
sur la valeur de ce médicament. Les doses adminis-
trées ont été de trois cachets de 0^{gr},03 par jour.

Cantharides. — La teinture de cantharides avait
été déjà employée comme diurétique par Wells et
Rayer. Récemment Lancereaux l'a conseillée comme
le seul agent capable de modifier la vitalité des épithéliums du rein ; elle serait, d'après lui, le médicament des néphrites épithéliales, comme l'iodure celui
des néphrites conjonctives. La cantharide produirait
une sorte d'inflammation substitutive. Il la fait
prendre à la dose de V à X gouttes par jour. Outre
qu'elle fait baisser le chiffre de l'albuminurie, elle provoque une diurèse abondante. Il la prescrit dans les
périodes où il n'y a pas d'urémie et quand les diurétiques ne produisent plus d'effet. D'après Cassaët, il
y aurait, en même temps, excrétion plus abondante
d'urée et de substances toxiques par les urines.
L'action en est presque immédiate. Cassaët fait
remarquer que V gouttes de teinture de cantharides

ne renferment que la quatre centième partie de cantharidine contenue dans un vésicatoire, ce qui explique qu'elle soit inoffensive à cette dose. Malgré ces affirmations, la majorité des auteurs redoutent fort cet agent, et la cantharide n'est guère prescrite dans le traitement des néphrites.

Que conclure de cette étude des médicaments proposés pour combattre l'albuminurie? Faut-il dire avec Saundby, Rosenstein, Grainger Stewart, qu'on ne connaît aucune substance capable de faire baisser le chiffre de l'albuminurie ? Nous croyons ce jugement trop sévère, au moins sous cette forme. Ce que l'on peut dire, c'est qu'il n'existe pas en effet de médicament pouvant supprimer l'albuminurie à coup sûr dans tous les cas; mais que, par contre, de nombreux médicaments peuvent dans des circonstances diverses faire disparaître l'albuminurie des urines ; le lait seul peut être considéré comme un spécifique de l'albuminurie. Mais, comme ce symptôme peut dépendre de causes variées, ce sont surtout ces causes qu'il faut attaquer. Il faudra donc s'efforcer de préciser son étiologie et, cela fait, traiter la maladie causale : pyrexie, intoxication, affection cardiaque, dyspepsie, etc.

TRAITEMENT SYMPTOMATIQUE

DES NÉPHRITES (SUITE)

TROUBLES CARDIO-VASCULAIRES. — HYDROPISIE

Les troubles cardio-vasculaires nous paraissent avoir dans la symptomatologie des néphrites une importance considérable. Nous croyons que, dans l'examen journalier de tout brightique, il importe de tâter le pouls et de s'assurer de sa tension. C'est là un renseignement de premier ordre, car beaucoup des symptômes que nous aurons à étudier peuvent être sous la dépendance, soit de l'hypertension arté-rielle, soit de l'hypotension. On ne pourra, dans bien des cas, espérer les atténuer ou les faire disparaître que lorsqu'on aura rétabli la tension artérielle à un degré voisin de la normale.

La mesure de la pression artérielle se fait, dans les expériences scientifiques, au moyen des appareils de Potain ou de Basch. Potain a montré que la tension de la radiale au poignet était, à l'état normal, de 18 millimètres de mercure. Ces appareils peuvent être utilisés dans la médecine pratique, leur maniement est assez simple. Cependant, il faut savoir qu'ils ne sont pas indispensables en clinique courante, où la précision mathématique est difficile à obtenir.

On peut par un procédé assez simple apprécier la tension artérielle. Voici comment nous conseillons d'opérer. Placez-vous à la droite du malade, par exemple ; vous prenez son poignet à deux mains, de façon que vos deux index s'appliquent sur la radiale à 2 ou 3 centimètres de distance. Avec l'index gauche, vous comprimez la radiale jusqu'à ce que l'index droit ne sente plus le pouls dans le segment périphérique de cette artère. Dans les cas d'hypotension considérable, la moindre pression supprime le pouls ; dans certains cas d'hypertension extrême, votre index gauche ne parvient pas à écraser la radiale et le pouls reste perceptible à l'index droit. Dans ces conditions, le diagnostic de ces deux symptômes n'est pas difficile. Dans les cas intermédiaires, l'appréciation est un peu plus délicate sans doute, mais ne nécessite pas néanmoins une finesse de toucher exceptionnelle. Avec un peu d'habitude, on arrive à se rendre compte d'une façon suffisante de l'état de la tension artérielle. Cette exploration n'est pas plus difficile que l'évaluation du volume du thorax par l'amplexation bimanuelle.

Le procédé d'examen de la tension artérielle que nous venons d'indiquer et que, pour abréger, on pourrait appeler procédé des deux index, permet d'éviter une cause d'erreur fréquente chez les artério-scléreux. En effet, certains de ces sujets ont des artères dures, athéromateuses, en tuyau de pipe. Ces artères se déforment peu sous la pression du doigt et l'on pourrait attribuer leur résistance à l'hypertension. Inversement, une radiale souple au doigt peut être le siège d'une tension exagérée. Mais, dans ce cas, il importe de s'assurer qu'il ne se fait pas de récurrence radiale.

Cette récurrence palmaire est souvent une gêne pour apprécier la pression artérielle avec les appareils ordinaires. D'ailleurs ces appareils ont un

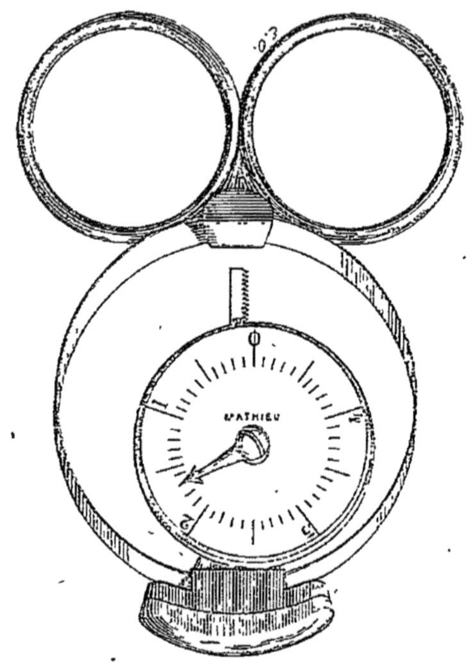

Fig. 1. — Sphygmomètre de Gallois (grandeur naturelle).

inconvénient, ils sont assez délicats et ne donnent pas entre toutes les mains des résultats identiques. Gallois a cherché un procédé plus pratique. Il a fait construire par Mathieu un petit dynamomètre où la pression est évaluée en kilogrammes. C'est sur la crurale que se mesure la tension artérielle. On applique la petite plaque d'ivoire, placée au-dessous du ressort du dynamomètre, sur l'artère à son passage sur la crête pectinéale. On place un stéthoscope à

un centimètre environ au-dessous du dynamomètre,
ce stéthoscope ne doit exercer aucune pression. Ceci
fait, avec les doigts, on exerce sur les anneaux placés
au-dessus du ressort une pression que l'on augmente
lentement et progressivement. A un moment donné,
cette pression fait apparaître un souffle dans le vais-
seau, souffle que l'on perçoit au moyen du stéthoscope. On peut noter le chiffre marqué par l'aiguille
du dynamomètre, soit par exemple $1^{kg},300$. On
recommence l'expérience, et cette fois on pousse la
pression plus loin, on ne s'arrète qu'au moment où
le souffle disparaît. On regarde alors le chiffre marqué par l'aiguille du dynamomètre, soit $2^{kg},400$. Ce
dernier chiffre exprime en kilogrammes la pression
nécessaire pour supprimer le passage de l'ondée
sanguine. Ce chiffre est en général à peu près le
double du premier chiffre obtenu. La signification
de ce premier chiffre n'est pas encore précisée.
Les chiffres que nous avons donnés sont ceux d'une
tension normale. Dans la néphrite interstitielle il
n'est pas rare de trouver des chiffres presque
doubles, soit 2 kilogrammes pour la production du
souffle crural et 4 kilogrammes pour sa disparition.
Par contre, dans un cas d'anévrisme de l'aorte, nous
avons trouvé 700 grammes et $1^{kg},100$. L'appareil
donne donc des écarts assez appréciables pour fournir des indications utilisables en clinique. D'autre
part, essayé par des expérimentateurs différents et
peu habitués à son maniement, il donne des chiffres
comparables à quelque cent grammes près, ce qui
est une approximation suffisante.

En général, dans la néphrite parenchymateuse
aiguë, on constatera de l'hypotension. Dans la
néphrite interstitielle chronique, l'hypertension est

de règle, c'est même un des signes les plus importants pour reconnaître cette affection dans les
périodes intermédiaires, lorsqu'il n'y a pas d'albuminurie par exemple. Cette hypertension diminue souvent d'une façon notable au moment des accidents
urémiques, œdème pulmonaire, coma, etc., mais
cependant la tension reste parfois au-dessus de la
normale. Ainsi, par exemple, en présence d'un
malade inconnu auprès duquel on est appelé pour
une « congestion pulmonaire » la constatation d'un
pouls à forte tension permet presque à coup sûr de
diagnostiquer un mal de Bright.

L'hypotension se produit habituellement quand le
cœur se laisse distendre ; des lésions dégénératives
des artérioles, mais surtout la paralysie des vaso-
constricteurs sont probablement une cause adju-
vante, et en effet l'hypotension est généralement
accompagnée d'œdème. L'hypertension, par contre,
est probablement due à un spasme vasculaire périphérique surajouté à la sclérose, peut-être même
antérieur à la sclérose. Ce spasme semble sous la
dépendance d'une action toxique indéterminée, d'origine dyspeptique ou peut-être urémique. D'après
Haig, ce serait l'excès d'acide urique dans le sang
qui serait la cause habituelle de l'exagération de
tension artérielle. L'hypertension est associée d'ordinaire à l'hypertrophie cardiaque avec bruit de
galop. Quel est le rôle de cette hypertension ? Est-ce
un danger, est-ce une sauvegarde ? Il en est d'elle
probablement comme des hypertrophies cardiaques
compensatrices que Beau appelait providentielles :
elle est un danger futur, parant à un danger présent.
Elle permet momentanément au courant sanguin de
vaincre la résistance que lui opposent les artérioles

contracturées ou scléreuses, mais elle surmène le cœur et l'expose ultérieurement à l'asystolie et peut-être aussi, par un cercle vicieux, exagère-t-elle la sclérose artério-capillaire. Elle est, en outre, une menace constante. Que, consécutivement à la sclérose, les parois musculaires des petits vaisseaux s'atrophient, il se produira des anévrismes de l'aorte et l'hypertension sera une cause de rupture. D'autres accidents sont peut-être encore imputables à l'hypertension, à la pléthore des anciens, mais à cet égard, nous manquons encore de données certaines. Il nous semble bien, cependant, que l'œdème aigu du poumon doit relever de cette cause. C'est un point que nous discuterons à propos de l'étude de ce symptôme, dans le chapitre que nous consacrerons à l'urémie. En somme, la tension artérielle doit toujours être surveillée chez les brightiques tout autant que l'albuminurie. L'hypotension doit toujours être combattue, l'hypertension, qui est à la fois un bien et un mal, doit être maintenue dans des limites modérées. Telle est, croyons-nous, la règle dont on doit s'inspirer dans le traitement des troubles cardio-vasculaires des brightiques.

HYPOTENSION

Digitale. — Le premier médicament auquel on pense lorsqu'on veut relever la pression artérielle, c'est la *digitale*. A doses thérapeutiques, dans les premiers jours du traitement, ce médicament augmente la force de contraction du cœur, ralentit et régularise ses battements, excite les vaso-constricteurs, élève la pression sanguine et produit de la diurèse. L'effet diurétique ne s'observe que chez les hydropiques et il ne se produit en général qu'au bout de trois ou quatre jours. A doses plus fortes ou à doses faibles mais trop longtemps prolongées, on pourrait observer des phénomènes inverses, affaiblissement du cœur, hypotension, oligurie, auxquels viennent s'ajouter des accidents dyspeptiques tels que les vomissements ou la diarrhée, et nerveux tels que le délire. Ce médicament se trouve donc surtout indiqué chez les brightiques dont les œdèmes semblent sous la dépendance de l'asystolie. En outre, la digitale paraît s'éliminer lentement ; en effet, le ralentissement du pouls peut s'observer encore huit jours après qu'on en a cessé l'emploi. C'est également à cette particularité qu'on attribue les effets cumulatifs qui s'observent parfois avec des doses faibles mais répétées. Chez les brightiques avec insuffisance rénale un peu prononcée, on doit donc se montrer prudent dans l'emploi de ce médicament et ne le prescrire qu'à doses faibles, et si, au bout de trois ou quatre jours, on n'a pas obtenu la diurèse qui signale le relèvement de la tension artérielle, il ne faut pas insister. Reste à savoir si la digitale peut être irritante pour le rein. Or, d'après Grainger Stewart, il n'en est rien, car elle ne fait pas augmenter l'albuminurie ; chez les asystoliques, albuminuriques du fait de la congestion rénale, la digitale fait même disparaître l'albuminurie.

Il en résulte que le grand danger dans l'emploi de la digitale résulte de l'imperméabilité rénale. Lécorché et Talamon, à l'exemple de Christison, pensent que cette substance peut être prescrite dans les formes parenchymateuses aiguës. Pour Hayem, elle est indiquée dans ces cas lorsqu'il y a anasarque et oligurie, même quand le pouls ne présente pas de signes nets d'hypotension. Labadie-Lagrave la redoute un peu dans les formes aiguës et la prescrit plus volontiers dans les néphrites interstitielles aux périodes terminales, quand le cœur faiblit.

De toute façon, la digitale doit être prescrite avec prudence. On emploiera par exemple la macération qui est peut-être la plus diurétique des préparations de digitale :

> Poudre de feuilles de digitale .   0 gr., 25
> Eau froide . . . . 120 grammes.
>
> Laisser macérer pendant douze heures, filtrez ;
> A prendre par cuillerée à soupe toutes les deux heures, sauf au moment des repas.

La teinture pourra s'ordonner à doses croissantes, X gouttes le premier jour, XV le second, XX le troisième, XXV le quatrième.

La digitaline est peut-être moins diurétique, Huchard prescrit une formule de Potain légèrement modifiée :

> Digitaline amorphe chloroformique. 0 gr., 25
> Eau . . ⎫
> Alcool. ⎬ aâ. . . . . 25 grammes.

Commencer par V gouttes de cette solution qui représentent 1/4 de milligramme, on peut augmenter de une goutte par jour jusqu'à X qui représentent 1/2 milligramme.

Le *strophantus* est, des diurétiques cardiaques, celui que Dujardin-Beaumetz préfère dans les néphrites. Son action est plus rapide que celle de la digitale et le médicament ne paraît pas s'accumuler dans l'organisme. On peut le prescrire sous forme d'extrait titré de strophantus à la dose de un à quatre milligrammes par jour. La *spartéine*, la *convalla-marine*, l'*adonis vernalis* peuvent également être employés.

Caféine. — Mais, des toniques cardiaques celui qui paraît tout particulièrement indiqué dans les néphrites, c'est la *caféine*, la digitale restant plus spécialement le médicament de l'asystolie. La caféine est, au point de vue chimique, un corps intéressant. Elle appartient à la classe des leucomaïnes xanthiques, substances voisines des uréides. Sa présence dans ce groupe montre que les processus vitaux chez les plantes et chez les animaux ne sont pas aussi dissem-blables qu'on l'avait supposé. La caféine peut être considérée comme de la xanthine, dont trois atomes d'hydrogène auraient été remplacés par des groupes de méthyle. C'est une substance douée de trois ordres de propriétés utilisables dans la thérapeutique des maladies des reins. En effet, c'est un excitant du sys-tème nerveux, un tonique cardio-vasculaire et un diurétique. Nous l'étudions ici un peu complètement pour n'avoir pas à y revenir.

D'après Huchard, à faible dose, elle est un excitant de l'appareil nerveux et du système musculaire. A dose un peu forte, elle agit d'abord sur l'appareil neûro-musculaire, puis sur l'appareil cardio-vascu-laire. Elle détermine alors du ralentissement du pouls, avec augmentation de la force contractile du cœur, et une élévation de pression. Si les doses sont fortes, toxiques, on observe les mêmes phénomènes au début, puis survient une période terminale pen-dant laquelle, au contraire, le cœur faiblit, ses batte-ments se précipitent, la pression baisse. Au moment de la mort, le cœur s'arrête en diastole. Ces actions contraires, qui s'observent pour d'autres médicaments que la caféine, expliquent les opinions contradictoires émises par les différents auteurs sur ses propriétés physiologiques. Cliniquement, la caféine, prescrite à dose thérapeutique, relève manifestement la tension artérielle, d'une façon moins marquée peut-être que la digitale, mais certainement plus rapide.

La diurèse caféinique diffère un peu de la diurèse digitalique. Tandis qu'avec la digitale, la polyurie ne survient qu'au bout de quelques jours et se produit alors brusquement par une véritable débâcle, avec la caféine, elle augmente progressivement dès le début. Cette diurèse amène la disparition des œdèmes brightiques, et même, d'après Huchard, Leblond, peut s'accompagner d'une diminution de l'albuminurie. La caféine n'est pas irritante pour le rein, et elle présente sur la digitale, au point de vue du traitement des brightiques, cet avantage qu'elle s'élimine plus rapidement. Néanmoins des effets cumulatifs peuvent s'observer, se traduisant surtout par une agitation presque délirante chez des sujets prenant quotidiennement en potion des doses même faibles de caféine. C'est là un fait dont il faut être prévenu.

La caféine peut être employée à toutes les périodes et dans toutes les formes de mal de Bright lorsqu'on constate de l'hypotension. C'est surtout dans les périodes urémiques avec hypotension et tendance au coma, à la somnolence qu'elle trouve ses applications les plus usuelles.

D'après Huchard, Lépine, Semmola, la caféine, pour produire l'élévation de la pression artérielle, doit être prescrite à dose assez forte de 0^{gr},50 à 2 et 3 grammes. On la prescrit alors par la bouche sous forme de cachets ou en potion. On peut utiliser soit la caféine, soit ses sels : citrate, bromhydrate ou valérianate. Mais, par la voie hypodermique, son action est beaucoup plus marquée. Tanret a donné une formule qui est journellement employée :

> Caféine . . . . 2 gr., 50
> Benzoate de soude. . . . . 3 grammes.
> Eau . . . . q. s. pour 10 centim. cubes.
> Chaque seringue de Pravaz contient 0^{gr},25 de principe actif.

Deux seringues par jour sont généralement suffisantes, pour maintenir la pression à un niveau convenable. Quand on dépasse la dose de 0^{gr},60 de caféine en injection sous-cutanée, on produit souvent du délire, qu'il faut savoir rattacher à sa véritable cause et ne pas l'attribuer par exemple à de la folie brightique. Tanret a indiqué que l'emploi du salicylate de soude, au lieu de benzoate de soude, permettait de dissoudre dans un même volume d'eau une quantité presque double de caféine. Mais, outre que ces solutions plus concentrées ne sont pas très utiles, l'injection sous-cutanée d'acide salicylique peut-être dangereuse chez les brightiques. L'injection de caféine n'est pas très douloureuse, mais elle laisse souvent à sa suite des noyaux d'induration cellulaire parfois assez persistants. Quoique la caféine puisse être employée assez longtemps sans danger, ce n'est pas un médicament qu'on doive prescrire chez les brightiques d'une façon permanente. Le jour où l'état cérébral, l'hypotension, l'oligurie nécessitent son emploi, le médecin en fera une ou deux injections, et ne recommencera le lendemain que si les indications subsistent.

Théobromine. — Nous rapprochons de la caféine (xanthine triméthylée), la théobromine (xanthine diméthylée), provenant du cacao. Cette substance, autrefois très chère, commence à atteindre des prix abordables. Elle paraît avoir des propriétés très remarquables. Ce serait, d'après G. Sée, un tonique cardiaque et surtout un diurétique supérieur à la caféine, ayant encore sur cette dernière l'avantage de ne provoquer aucune excitation cérébrale. On peut la prescrire à la dose de 2 à 5 grammes par cachets de 0^{gr},50. Des cachets de 1 gramme provoquent parfois des nausées et même des vomissements. Ce médicament n'a pas encore été assez expérimenté pour qu'on puisse donner une appréciation exacte de sa valeur. La théobromine entre dans la composition de la diurétine dont nous aurons à reparler à propos des médicaments diurétiques.

Rummo a eu l'idée ingénieuse d'expérimenter des combinaisons iodées de la caféine et de la théobromine, dans l'espoir d'associer les effets utiles de ces composés xanthiques et des iodures.

De ses recherches, il semble résulter que l'iodo-théobromine est supérieure à l'iodo-caféine, comme médicament cardiaque et diurétique.

Malheureusement, ce sont des combinaisons peu stables, se dissociant facilement en caféine ou théobromine et en iodures.

Il suffirait peut-être, pour obtenir les mêmes effets, d'associer la caféine, par exemple, et l'iodure de sodium dans une même potion, l'iodure étant comme

le benzoate ou le salicylate de soude un dissolvant
des dérivés xanthiques :

Caféine.	2 grammes.
Iodure de sodium.	2 —
Eau	100 —
Sirop de menthe	25 —

Dans le même ordre d'idées, Heinz et Liebrecht ont
proposé l'emploi de sulfocaféinates de soude, de
strontiane et de lithine qui agissent sans modifier la
pression; on évite ainsi la vaso-constriction rénale,
ce qui facilite la diurèse. On les fait prendre en
cachets de 1 gramme, quatre cachets par jour.

Éther. — L'éther, en injections sous-cutanées, est,
comme la caféine, un excitant général et un hyper-
tenseur (Ocounkhoff). Il a une action plus rapide
que la caféine, mais moins persistante. Il s'emploie
dans les mêmes conditions, on peut en injecter de
1 à 4 grammes par jour.

HYPERTENSION

Dans les périodes silencieuses du mal de Bright à
type interstitiel, quand l'hypertension est presque
le seul phénomène appréciable, les **iodures** sont les
médicaments les plus particulièrement indiqués. Les
ayant déjà étudiés, nous n'y revenons pas.

Dans les cas d'urgence, en présence d'accès fou-
droyants de dyspnée, par exemple, avec tension artérielle exagérée, les procédés thérapeutiques, amenant
un abaissement de pression rapide, donnent des
résultats souvent très remarquables. Peut-être dans
ces cas est-ce l'hypertension elle-même qui était
cause des accidents, plutôt que l'urémie ou tout au

moins est-elle l'intermédiaire entre l'intoxication
urémique et la crise dyspnéique. Les procédés hypo-
tenseurs sont, d'une part, la saignée et, d'autre part,
les médicaments nitrés.

Composés nitrés. — Parmi les *composés nitrés*, le
plus important est la *nitroglycérine* qui porte en
thérapeutique le nom de *trinitrine*. Usitée d'abord
en Amérique, elle a été chaudement recommandée
par Rossbach, puis par Huchard. Elle détermine
une chute de la pression artérielle très manifeste,
et malgré cela une polyurie assez marquée. Il semble
qu'elle agisse en provoquant une dilatation des
capillaires.

Elle est indiquée tout spécialement dans les accès
de dyspnée à type d'œdème aigu du poumon avec
hypertension et dans les cas où le cœur hypertrophié,
se laissant dilater, donne lieu à des sensations rappelant l'angine de poitrine.

Ce sont là les circonstances très précises dans lesquelles la trinitrine peut être utile. Si certains
auteurs la considèrent comme inefficace, c'est qu'ils
l'ont employée contre des accidents d'un autre ordre
et lui ont ainsi demandé des services qu'elle ne pouvait rendre. Cependant elle fait disparaître aussi la
céphalée brightique et parfois même les troubles
visuels quand ils ne dépendent pas de la rétinite.

La trinitrine est un poison dangereux, pouvant
détruire les globules sanguins, et s'emploie à très
faible dose. On la formule ainsi :

```
Solution alcoolique de trinitrine au
    centième . . . . . . . . . . . . . . . de VI à XII gouttes.
Julep gommeux. . . . . . . . . . . 120 grammes.
```

A prendre par cuillerées dans les vingt-quatre heures.

Comme autres composés nitrés, citons les *nitrites
de soude et de potasse* peu employés, et le *nitrite
d'amyle*. Ce dernier corps, qui est un liquide très
volatile, s'utilise de la façon suivante : on en verse
de trois à cinq gouttes sur une soucoupe ou un mouchoir et on en fait aspirer les vapeurs au malade au
moment des crises de dyspnée.

La **saignée** est également un moyen thérapeutique permettant d'abaisser rapidement la tension
artérielle. Cette affirmation paraît en contradiction
avec les observations des anciens médecins qui sou-
tenaient que la saignée relevait le pouls. Mais c'est
là une contradiction apparente, car l'amplitude du
pouls n'est pas l'équivalent de l'hypertension, elle
est même, dans certains cas, l'indice d'une faible
pression.

Les physiologistes ont étudié l'influence de la saignée sur la pression artérielle. Wolkmann donne les
rapports suivants :

Perte de sang.	Pression.
0,00.	155
0,50 pour 100 du poids du corps. . . .	144
1,16.	127
2,41.	56
3,25	30

Pour un homme de 60 kilogrammes, ces pertes de
sang correspondraient à peu près à des saignées de
300, 600, 1.200 et 1.800 grammes.

Comme on le voit, les saignées faibles ont, à
l'état physiologique, une action peu marquée sur
la pression artérielle, tandis que les saignées fortes
en ont une beaucoup plus considérable. De cette
constatation, on a déduit que la saignée, dans le mal
de Bright, agissait surtout en éliminant des toxines

et non pas en abaissant la pression. Mais, à cet égard, il y a lieu de faire une remarque. Les expériences physiologiques sont faites sur des animaux ayant une tension artérielle normale. Dans les cas d'hypertension, une saignée même légère a sans doute une action beaucoup plus accentuée. On connaît, en effet, l'expérience du crève-tonneau de Pascal. Un tonneau étant plein d'eau, si par la bonde on introduit à frottement un tube vertical assez long, et qu'on verse de l'eau dans ce tube, on peut, avec le contenu d'une bouteille, élever la pression à l'intérieur du tonneau au point d'en amener la rupture. Dans un système artériel en état d'hypertension et dont les parois ont perdu de leur élasticité, quelques centaines de grammes de plus ou de moins peuvent également modifier la pression d'une façon très considérable. C'est là une question qui mériterait une étude spéciale.

La diminution de pression produite par la saignée s'accompagnerait, d'après Vinay et Arloing, d'une accélération du cours du sang. Par suite, les congestions viscérales s'atténuent et les œdèmes tendent à se résorber.

Enfin, la saignée chez les urémiques a encore un autre mode d'action. Lorsque le rein fonctionne d'une façon insuffisante et ne peut éliminer tous les poisons fabriqués par l'organisme, une émission sanguine peut en évacuer une quantité appréciable. Bouchard a, en effet, calculé qu'une saignée de 32 grammes en élimine autant que 280 grammes de liquide diarrhéique et que 100 litres de sueur.

Mais la saignée a des inconvénients ; elle soustrait en effet à l'organisme des éléments utiles : les globules sanguins. Hayem a montré qu'une saignée de 1,75

p. 100 du poids du corps amenait une hypoglobulie qui pouvait durer vingt jours. Il est vrai qu'une semblable saignée est assez forte au point de vue thérapeutique, car elle correspondrait à 1 kilogramme de sang pour un individu de 60 kilogrammes. En somme, la réparation globulaire pour de petites saignées et chez des sujets sains se fait assez rapidement; il n'en est peut-être pas de même à l'état pathologique. En outre, des saignées répétées amènent une dégénérescence graisseuse des organes, du cœur en particulier.

De cet exposé nous pouvons déduire les indications de la saignée dans les diverses formes du mal de Bright. Contre les formes aiguës, elle peut être indiquée comme antiphlogistique et décongestionnante ; dans les cas d'urémie et d'insuffisance rénale accentuée, elle est indiquée pour soustraire à l'organisme une partie des poisons qu'il ne peut éliminer. Mais c'est surtout dans les cas où les accidents urémiques sont associés à de l'hypertension qu'elle produira ses effets les plus marqués. Elle devra être pratiquée, au contraire, avec prudence dans les cas de mal de Bright aigu, lorsque l'anémie est trop avancée, et dans les périodes terminales de la néphrite interstitielle, quand le malade se cachectise ou que le cœur fléchit. Peut-être pourrait-on revenir à la pratique des anciens médecins qui, chez les pléthoriques, nos artério-scléreux avec hypertension actuels, faisaient des saignées assez fréquentes, aux renouvellements de saisons par exemple. C'est là un point qu'il serait intéressant d'étudier.

Dans les formes aiguës, une saignée de 200 à 300 grammes suffit en général. Si les accidents urémiques sont graves et que le malade ne soit pas trop anémié, il est parfois nécessaire de pousser l'émission sanguine jusqu'à 500 grammes. On peut, dans ce cas, commencer par une saignée de 200 grammes, qu'on renouvellerait dans la même journée si cela était nécessaire.

HYDROPISIES

Les hydropisies dans les néphrites ne se présentent pas toujours sous le même aspect et n'ont pas toujours la même origine. A la fin d'une néphrite interstitielle, lorsque le cœur fléchit, on peut voir apparaître un œdème progressif ressemblant absolument à l'œdème des cardiaques et qui relève de l'asystolie. Lorsque, comme dans les cas de Potain à la suite de la contusion d'un rein, on voit survenir brusquement un œdème unilatéral, il est difficile de ne pas accepter l'hypothèse qu'il s'agit d'un trouble nerveux réflexe, d'une sorte d'inhibition vaso-motrice. Mais, pour l'œdème de la néphrite aiguë, les interprétations sont beaucoup plus difficiles. S'agit-il d'un œdème asystolique? C'est peu probable; en effet, quoiqu'il coïncide souvent avec de l'hypotension et de la dilatation cardiaque, il a des caractères de brusquerie et de généralisation qui n'appartiennent pas aux œdèmes des cardiaques. S'agit-il de troubles réflexes? C'est bien difficile à dire. On a cherché à expliquer l'anasarque par l'albuminurie. La perte de l'albumine du sérum amène une sorte d'hydrémie qui se traduit par une diminution du poids spécifique du sang, comme l'ont montré Christison, Bostock, Rayer, Bartels, et plus récemment Roy, Hammerschlag, etc. Mais, si ces deux phénomènes, albuminurie et anasarque, sont fréquemment associés, ils peuvent se produire isolément ou tout au moins ne se montrent pas proportionnels l'un à l'autre. Il est donc difficile de les faire dépendre l'un de l'autre. L'anasarque serait-elle due à la rétention de l'eau dans les cas d'oligurie? Cela paraît vraisemblable dans certains cas. Bartels, en particulier, a observé que, chez les malades qui urinaient moins qu'ils ne buvaient, l'anasarque s'accroissait, tandis qu'elle diminuait lorsque le poids des urines devenait supérieur à celui des boissons. Mais l'anurie calculeuse ne s'accompagne pas d'œdème et d'ailleurs, expérimentalement, l'hydrémie ne produit pas d'œdème. En effet Cohnheim et Lichtheim, en injectant de l'eau salée à 7 p. 1000 dans les veines, ne provoquent pas d'œdème sous-cutané. Avec des injections très considérables, ils faisaient mourir leurs animaux avec de l'œdème pulmonaire. Ce fait pourrait être cité en faveur de l'hypothèse qui fait de cet œdème pulmonaire une conséquence de l'hypertension artérielle.

Devant cette impossibilité de rattacher l'anasarque à l'albuminurie ou à l'oligurie, on peut se demander avec Lécorché et Talamon si l'anasarque n'est pas un phénomène en quelque sorte autonome, résultant par exemple d'une lésion des capillaires ou au moins d'un trouble nerveux vasomoteur.

En somme, on peut admettre deux types d'hydropisie brightique, celle de la période terminale de l'artério-sclérose et celle de la néphrite aiguë. La première doit être traitée comme une hydropisie d'origine asystolique par les toniques cardiaques et les diurétiques. La seconde, quelles que soient ses relations avec l'albuminurie ou l'oligurie, se trouve généralement améliorée par les procédés thérapeutiques applicables à ces deux symptômes.

Ce sont là, en quelque sorte, des traitements pathogéniques, agissant indirectement sur l'œdème, puisqu'ils s'adressent aux causes qui ont favorisé sa production. Ils se trouvent décrits dans d'autres parties de cet ouvrage, nous n'y revenons pas.

Dans certaines circonstances, cependant, l'anasarque nécessite un traitement direct, car l'anasarque peut par son abondance devenir une gêne et un danger. Les jambes et le scrotum distendus se fendillent et s'ulcèrent, ce qui peut donner lieu à toutes sortes d'infections, érysipèle, lymphangite, etc. En outre, lorsque l'œdème remonte, il se produit des hydropisies des séreuses, péritoine, plèvre, ou des viscères, reins, poumons, qui aggravent la situation. L'évacuation des sérosités épanchées dans les membres inférieurs dégage les organes profonds, fait diminuer la dyspnée et permet le rétablissement de la diurèse sous l'influence de médicaments appropriés, jusque-là impuissants.

Pour évacuer les sérosités épanchées, on peut faire aux membres inférieurs des *mouchetures* avec des aiguilles ou même des *scarifications* à la lancette. Il importe de s'entourer, dans cette opération, des plus grandes précautions antiseptiques. Il faut se servir d'aiguilles ou de lancettes flambées ou passées dans l'eau bouillante. Il faut désinfecter avec soin la peau par un lavage à la liqueur de Van Swieten ou à l'eau boriquée. La difficulté est de recueillir dans un milieu désinfecté le liquide qui s'écoule. On peut, pour cela, employer des bandes de flanelle bouillies et passées dans une solution antiseptique ou une poudre formée, à parties égales, d'iodoforme, de

poudre de quinquina, de benjoin et de sous-nitrate
de bismuth. On peut encore vaseliner ou mieux
oindre la peau avec du liniment oléo-calcaire, puis
envelopper le membre d'une première couche de
ouate grasse antiseptique. Celle-ci, absorbant mal
les liquides, les laisse filtrer facilement. Aussi,
pour recueillir la sérosité qui s'écoule, on recouvre
cette première couche d'ouate grasse d'une seconde
couche de coton hydrophile, qui absorbe les
liquides qui ont traversé la ouate grasse. De cette
façon, la peau ne baigne pas dans la sérosité et
risque moins de s'excorier.

Pour éviter la macération, Southey a imaginé de
petits *trocarts* à canule d'argent que l'on pique dans
la peau, au nombre de un ou deux à chaque jambe.
Le trocart enlevé, on adapte à la canule laissée en
place un tube en caoutchouc qui aboutit à un vase
placé en dehors du lit. Le tube une fois amorcé fait
siphon et l'on peut ainsi en quelques heures évacuer
de 10 à 20 litres de liquide. Au bout de douze heures,
on enlève les canules et la plaie se guérit rapidement. Ewald, pour obtenir un écoulement plus
rapide, se sert du gros trocart de l'aspirateur de
Potain, qu'on peut maintenir en place, à l'exemple de
Michaël, avec un gros fil de laine entourant la jambe.
Curschmann emploie même un tube plus volumineux. La canule qu'il propose est de coupe ovalaire
et mesure un demi-centimètre dans son plus grand
diamètre. Dans les cas où la plaie ne se ferme pas
bien, on peut la suturer avec une aiguille et un fil
entortillé en huit, ou l'obturer avec un peu d'ama-
dou, fixé par du collodion iodoformé très élastique.

Quant aux hydropisies des séreuses, il est rare
qu'on soit obligé de les évacuer par des ponctions.

TRAITEMENT SYMPTOMATIQUE

DES NÉPHRITES (SUITE)

INSUFFISANCE URINAIRE

L'insuffisance rénale est constante dans les néphrites, mais elle peut se présenter dans deux conditions différentes. Dans les néphrites à forme épithéliale, les urines sont peu abondantes et fortement albumineuses. La faible quantité des urines, la forte proportion de l'albumine permettent d'apprécier approximativement le degré de l'insuffisance rénale. Dans les néphrites interstitielles, la polyurie pourrait faire croire à une dépuration urinaire suffisante.

Pour mesurer cette dépuration, le moyen le plus employé consiste à faire des analyses quantitatives d'urine. Souvent on se borne à doser l'urée, non pas que l'urée soit le principe dangereux comme on l'avait tout d'abord supposé, mais sa quantité permet d'apprécier par analogie la quantité des autres éléments de l'urine.

Mais les dosages sont des procédés un peu compliqués. Pour les éviter, Yvon a proposé une méthode ingénieuse pouvant être appliquée couramment au lit du malade et permettant d'apprécier la dépuration rénale au moyen de la densité des urines. Pour cela on mesure la quantité totale des urines de vingt-quatre heures, on en prend la densité au moyen d'un aréomètre. Soient V le volume exprimé en grammes, D les deux derniers chiffres de la densité, les seuls qui sont marqués sur le densimètre de Bouchardat. Si l'on multiplie D par le coefficient fixe 2,33, puis par V et qu'on divise le tout par 1000 suivant la formule :

$$\frac{D \times 2,33 \times V}{1000}$$

on obtient, avec une approximation suffisante, le poids des substances dissoutes dans l'urine et éliminées en vingt-quatre heures. Supposons un brightique rendant en vingt-quatre heures 500 grammes d'urine dont la densité est de 1030. La formule nous donne

$$\frac{30 \times 2,33 \times 500}{1000} = 19 \text{ gr., } 9$$

pour le poids des substances dissoutes. C'est là une donnée intéressante d'où nous avons cherché à tirer des renseignements plus complets. Elle nous permet en effet d'établir en quelque sorte le taux de la dépuration urinaire. En effet, si le malade en question élimine 2 grammes d'albumine en vingt-quatre heures, en retranchant cette quantité du chiffre 19,9, on trouve 17,9, mettons 18 grammes, pour le poids des substances excrémentitielles éliminées en un jour. Or ce poids à l'état normal est d'environ 60 grammes. Le rapport $\frac{18}{60} = 0,3$ exprime le taux de la dépuration urinaire, l'unité représentant la normale. Notre malade aurait donc dans ce cas une dépuration urinaire qui ne serait que le tiers de la normale.

Bouchard, ayant reconnu que les poisons urinaires ne pouvaient être complètement décelés par l'analyse chimique, a proposé d'apprécier le degré de l'insuffisance urinaire par des procédés physiologiques. L'urine est chargée de poisons. Le coefficient urotoxique de l'homme sain est en moyenne de 0,464, ce qui veut dire que par kilogramme de son poids un homme élimine en vingt-quatre heures par ses urines une quantité de poisons capables de tuer 464 grammes d'animal. Dans les néphrites, le pouvoir toxique de l'urine est notablement diminué. En expérimentant par le procédé de Bouchard, on peut déterminer le coefficient urotoxique des malades et se rendre compte ainsi de la puissance éliminatrice du rein. Mais il faut savoir que, si l'on soumet le malade au régime lacté, on diminue la quantité de poisons fabriqués et par suite éliminés. Si l'on ne tenait pas compte de ce correctif dont l'importance a été bien indiquée par Potain, l'abaissement du coefficient urotoxique, produit ainsi par l'influence heureuse du traitement, pourrait être interprétée au contraire comme une aggravation.

En somme, la mesure de l'insuffisance rénale est difficile à effectuer et bien souvent nous ne l'apprécions que par les accidents de la petite urémie : prurit, dyspnée, céphalalgie, troubles visuels, etc. L'insuffisance urinaire est en somme le prélude des grands accidents urémiques, aussi exige-t-elle une thérapeutique effective. Nous devrons nous efforcer de restreindre la formation des toxines, de les détruire dans l'organisme et d'en favoriser l'élimination par le rein ou par des émonctoires accessoires tels que l'intestin et la peau.

Restreindre la formation des toxines, c'est le but que nous nous sommes proposé en discutant le régime alimentaire et l'hygiène générale des brightiques, nous n'y reviendrons pas. Le lait qui, nous l'avons vu, est l'aliment qui fournit le moins de substances toxiques a en outre l'avantage de diminuer la sécrétion de la bile dont certains éléments, les cholates et choléates et surtout les pigments (bilirubine), sont très toxiques et peuvent être résorbés par l'intestin. L'hygiène alimentaire, d'ailleurs, améliore les digestions; or les dyspepsies donnent lieu à la production de poisons dans l'estomac et dans l'intestin. Ces poisons on peut les neutraliser en partie, et Bouchard a montré que l'ingestion de charbon fait baisser la toxicité des matières fécales et consécutivement celle des urines. Dans les cas où l'on suppose qu'il existe des fermentations anormales sous l'influence probable de microorganismes, on peut pratiquer une véritable **antisepsie intestinale**. Pour y arriver, on peut employer le *naphtol* ou le *benzo-naphtol*, un cachet de 0ᵍʳ,3 avant chaque repas; ces substances étant insolubles ne peuvent être résorbées et ne peuvent par suite causer aucune action nocive sur les reins. Mais, d'après Hayem, le naphtol serait irritant pour la muqueuse stomacale et produirait une gastrite interstitielle et de l'hypopsie. Il serait dangereux de l'employer d'une façon continue.

Quant au benzonaphtol, d'après Gilbert, il n'agit pas comme antiseptique dans l'estomac. Ce n'est que dans l'intestin qu'il acquiert des propriétés bactéricides, quand il s'est dédoublé en acide benzoïque et en naphtol. D'ailleurs, Gilbert et Dominici viennent de montrer que le régime lacté est encore le meilleur moyen de réaliser l'antisepsie intestinale. Enfin les **purgatifs**, en évacuant le contenu de l'intestin, le débarrassent ainsi des produits toxiques qu'il contient. Au point de vue qui nous occupe, le calomel, s'il n'était pas si dangereux chez les brightiques, serait peut-être le meilleur médicament, puisqu'il est en même temps un antiseptique puissant et un diurétique.

Mais l'appareil digestif n'est pas la seule source des poisons de l'organisme. Toutes les désassimilations, qui se passent dans l'intimité des tissus, aboutissent à la formation de substances toxiques. Or, comme l'a montré Gautier, la désassimilation débute par une hydratation, comme dans les milieux non oxygénés, comme dans les putréfactions cadavériques. Les ptomaïnes qui en résultent s'oxydent ensuite, et cette oxydation secondaire diminue leur toxicité. Pouvons-nous détruire ces poisons ? Il suffirait d'activer les oxydations et, de fait, si l'on soumet les malades aux inhalations d'*oxygène* à l'exemple de Jaccoud ou si on les fait respirer dans l'air comprimé, on peut diminuer de moitié la toxicité de leurs urines (Bouchard). Chez les artérioscléreux on peut également conseiller un *exercice* modéré en plein air, puisque dans ces conditions les oxydations se font plus complètement et que le coefficient urotoxique s'abaisse. Les *frictions*, les *massages* de la peau, en activant la circulation, agissent dans le même sens.

Dans les cas d'anurie, les accidents d'urémie surviennent souvent d'une façon tardive. Brown-

Séquard et d'Arsonval se sont demandé si, dans ces cas, en même temps que la résorption des substances toxiques urinaires, il ne se faisait pas une résorption d'une substance spéciale élaborée par les reins et douée de propriétés antitoxiques. Et en effet, si, à des animaux néphrectomisés, on injecte du suc de rein, on constate un retard considérable dans l'apparition de l'urémie. Il y aurait donc une sécrétion interne du rein capable de détruire les poisons de l'urémie. Dieulafoy a essayé la « néphrine » chez un brightique anurique, il a obtenu une amélioration momentanée mais n'a pu sauver son malade.

Mais il ne suffit pas de diminuer la formation des poisons organiques ou de les détruire en partie, il faut encore accroître leur élimination. Or les poisons dangereux chez les brightiques sont ceux que le rein n'excrète pas suffisamment. Faut-il chercher à les éliminer par d'autres voies, ou vaut-il mieux chercher à faciliter leur sortie par le rein, malgré ses altérations? Tout dépend précisément du degré de ces altérations. Tant que le malade n'est pas franchement urémique, on peut admettre que le rein a encore conservé une partie de ses fonctions. Il est préférable de chercher à obtenir la diurèse. En effet chaque émonctoire est approprié à son rôle spécial et la peau ou l'intestin ne peuvent pas plus faire l'office du rein, que le rein celui de la peau ou de l'intestin. Si, pour prendre un exemple de Bouchard, le sang contient par litre 0^{gr},15 d'urée, la sueur en entraînera 0^{gr},30 par litre, le flux intestinal autant, tandis que l'urine en élimine 15 grammes p. 100 soit 50 fois plus. Il faut donc que le rein soit très considérablement altéré pour qu'il devienne

avantageux d'avoir recours aux émonctoires accessoires. Nous réserverons donc l'emploi des diaphorétiques et des purgatifs pour les périodes urémiques. L'insuffisance rénale sera plus efficacment
combattue par les procédés capables d'augmenter la
diurèse.

Pour parvenir à augmenter la diurèse, il importe
de reconnaître d'abord la cause prochaine de l'insuffisance rénale pour la combattre. S'il s'agit en effet
d'une congestion aiguë du rein, il faudra la faire
disparaître par les moyens que nous avons déjà
indiqués. Si l'anurie paraît tenir à l'exagération des
hydropisies et peut-être à de l'œdème du rein, le
traitement des hydropisies devra être appliqué tout
d'abord. Si l'insuffisance rénale dépend de l'hypotension et de la diminution de la puissance du myo-
carde, c'est aux toniques du cœur qu'il faudra
s'adresser.

Si la cause ne peut être trouvée en dehors du
rein, il faudra s'efforcer d'agir directement sur lui.
Ce seront les *diurétiques* qui nous en donneront le
moyen ; nous ne connaissons pas en effet de médicaments obligeant le rein à accroître l'excrétion des
principes solides sans accroître du même coup
l'excrétion de l'eau. Dans les cas de néphrite interstitielle, lorsqu'il y a déjà de la polyurie, les diurétiques ne sont pas indiqués, ils le sont davantage
dans les cas d'oligurie, mais à condition qu'ils ne
soient pas trop irritants pour le rein ou du moins
qu'ils ne soient pas administrés trop longtemps.
Une autre indication de leur emploi c'est l'anasarque.

DIURÉTIQUES

Pour la commodité de l'étude de ces médicaments, on les a divisés en classes. Les uns sont appelés diurétiques mécaniques, parce qu'ils produisent la diurèse en relevant la tension artérielle, on peut les appeler diurétiques indirects ou cardio-vasculaires. Nous les avons déjà étudiés.

Les autres agissent directement, soit en modifiant les conditions de l'osmose à travers le rein, soit en excitant directement la cellule épithéliale de cet organe. Ce sont ceux dont nous allons nous occuper maintenant. Mais nous ferons remarquer que les classifications des agents thérapeutiques sont les moins naturelles de toutes et que beaucoup de diurétiques auraient le droit de figurer à la fois dans deux groupes différents.

Le premier des diurétiques appelés directs ou rénaux, c'est l'**eau**. Les tisanes que l'on donne aux fibricitants, le *lait* lui-même, agissent surtout par l'eau qu'ils contiennent et accessoirement par les substances dissoutes qu'ils renferment. La diurèse produite par l'eau dépend elle-même de l'élévation de la pression artérielle. D'une façon générale, le lait devra être préféré à l'eau chez les brightiques en raison de ses propriétés alimentaires. A l'occasion, on pourra employer des eaux minérales, des infusions, comme le thé léger, ou des limonades telles que la limonade lactique. Dans certains cas, l'eau pourra être employée en lavements. Il est préférable alors d'employer des lavements froids qui élèvent d'une façon très notable la pression artérielle ; le froid, en effet, fait contracter les fibres lisses de l'in-

testin et sans doute aussi des radicules de la veine
porte ce qui ferait refluer le sang dans la circulation
générale (Bouchard). Renaut conseille de donner
d'abord un lavement purgatif, puis, après évacuation, toutes les deux heures un lavement à garder de
250 à 300 grammes.

Certains sels, en particulier les **sels de potasse** ont
une action diurétique manifeste. Christison employait
le bitartrate de potasse (crème de tartre) à la dose
de 12 à 18 grammes par jour ; Grainger Stewart, le
même sel ainsi que le nitrate ; Zimmermann, l'acétate
de potasse de 15 à 20 grammes. Ce sont là des doses
un peu fortes, on peut se contenter par exemple de
4 grammes de nitrate de potasse, le plus diurétique
peut-être de ces sels, dans un litre de tisane. Les sels
de potasse, en effet, sont plus toxiques que les sels de
soude, ce qui est à considérer chez des malades dont
le rein élimine mal les médicaments ; leur action est
déprimante pour le cœur, ce qui n'est pas indifférent
chez des sujets dont le cœur fléchit déjà ; enfin ils
sont irritants pour le rein, aussi parfois à trop forte
dose peuvent-ils provoquer de l'anurie. Pour ces
raisons, Lécorché et Talamon préfèrent plutôt les
sels de soude, quoique moins diurétiques, le bicarbonate en particulier, surtout au moment des poussées brightiques.

Divers **acides** sont doués de propriétés diurétiques, nous signalerons surtout l'acide nitrique et
l'acide citrique. L'acide borique, d'après Zimmermann, serait également diurétique. On peut en faire
prendre par jour deux cuillerées à soupe de la solution concentrée (30 p. 1000) au moment de manger.

Le **calomel** a été récemment utilisé comme diurétique par Jendrassik; d'autres composés mercuriels comme l'oxyde jaune jouiraient de la même propriété. Il avait été tout d'abord employé comme résolutif par les médecins américains, Millard entre autres, sans grand résultat. Le calomel, d'après Jendrassik et G. Sée, serait sans action sur l'homme sain, cependant les enfants auxquels on l'administre comme purgatif semblent avoir en même temps de la polyurie ou au moins de la pollakiurie. C'est un médicament qui aurait une action excitante directe sur l'épithélium rénal; il serait sans effet sur le cœur, mais produirait une accélération de la circulation peut-être par suite de vaso-dilatation. Il agit surtout dans les cas d'hydropisies cardiaques, mais réussit moins dans les néphrites surtout quand l'épithélium trop altéré ne peut répondre à l'excitation produite par le médicament. Rosenheim et Terray ont obtenu de la diurèse dans des cas de néphrite interstitielle; dans les néphrites parenchymateuses le calomel serait sans effet. G. Sée le fait prendre à la dose de 0^{gr},60, divisés en trois cachets.

Par suite de cette action élective sur les épithéliums, il faut craindre une irritation exagérant les lésions. Nous avons déjà dit ce que nous pensions du calomel et des sels de mercure dans les néphrites; nous avons signalé leurs dangers. Le calomel est un médicament qu'il vaut mieux rejeter.

Cela dit sur les diurétiques minéraux, étudions ceux qui sont d'origine végétale.

Bright recommandait l'uva ursi comme diurétique doux; on peut employer également les stigmates de maïs, l'orge perlé, la pariétaire, le chiendent. Les sommités de genêt ont été conseillées par Christison. La tisane de raifort sauvage était considérée par Rayer comme le plus puissant des diurétiques, mais les malades s'en dégoûtent vite et d'ailleurs elle est, à la longue irritante pour l'estomac. Les baies de genévrier peuvent être considérées comme un balsamique faible ; or, les balsamiques, térébenthine, copahu, santal, sont trop irritants pour le rein et ne doivent pas être employés dans les néphrites. Gaucher a déterminé des néphrites épithéliales chez les animaux par l'ingestion de l'essence de santal. La scille préconisée par Bright, Hirtz, considérée comme peu utile par Rayer, repoussée par Gubler, comme trop irritante, peut être employée à faible dose. Quant au jaborandi, il est à la fois diurétique et diaphorétique, il n'est peut-être pas assez employé.

Le café, le thé, le maté, la kola, la guarana, sont diurétiques également. Nous avons déjà étudié la caféine et la théobromine à propos des médicaments cardiaques, et nous avons dit qu'outre leurs effets hypertenseurs, elles paraissaient avoir une action excitante directe sur l'épithélium rénal. La théobromine serait plus diurétique que la caféine et aurait une action moindre sur le cœur. Mais elle est peu soluble ; aussi a-t-on cherché à la rendre absorbable. Gram a proposé de l'employer sous forme de salicylate double de soude et de théobromine, le médicament ainsi créé a pris le nom de **diurétine**. Celle-ci contiendrait, d'après von Schroeder, 48 p. 100 de théobromine. D'après Marette, ce ne serait pas une combinaison véritable, mais un simple mélange dans lequel l'acide salicylique et la soude conserveraient leurs propriétés irritantes pour le rein, aussi G. Sée préfère-t-il la théobromine pure à la diurétine.

La diurétine a fait dans ces derniers temps l'objet de travaux assez nombreux. Elle paraît produire peu d'excitation cérébrale (von Schrœder, Mme Kouindjy-Pomerantz); son action sur la pression artérielle serait nulle, d'après Gram, Koritschoner, mais Geisler et Tchudnowsky ont obtenu de l'exagération de la pression. C'est même à l'action cardio-vasculaire qu'Hoffmann rapporte l'effet diurétique. Les effets diurétiques par contre sont incontestables quoique inconstants. La diurèse se produit presque immédiatement. Si au bout de quatre ou cinq jours on n'a rien obtenu, c'est que la diurèse ne se produira pas (Pawinsky). Parfois elle cesse dès qu'on supprime le médicament; dans d'autres cas, elle persiste encore quelques jours.

La diurétine serait à cet égard supérieure à la caféine, et même, d'après Kress, à la théobromine. Pour Heinz et Liebrecht, au contraire, la caféine serait cinq fois plus diurétique que le salicylate de théobromine iodé.

Il semble que ce médicament ait une action excitatrice directe sur l'épithélium rénal; en effet, la diurèse qu'il produit coïncide souvent avec une augmentation de la densité des urines (Koritschoner, Schmieden); la proportion des produits solubles excrétés est plus considérable qu'avec les autres diurétiques. C'est ainsi peut-être qu'on peut s'expliquer que la diurétine agit moins bien dans les néphrites que dans les hydropisies cardiaques : lorsque l'épithélium rénal est détruit, la diurétine est sans action; elle pourrait ainsi fournir des renseignements intéressant le diagnostic et le pronostic.

Elle n'aurait aucune action sur l'albuminurie, et ne paraît pas être irritante pour le rein, cependant Schmieden aurait observé deux fois de l'hématurie. On ne lui attribue pas d'effets cumulatifs, et d'une façon générale elle est considérée comme un médicament peu dangereux (Massalongo et Silvestri). Néanmoins, elle peut donner lieu à des accidents plus ou moins sérieux, céphalalgies, vertiges, vomissements, diarrhée (Masius, Pfeffer, Höhn). La diarrhée se montrerait surtout dans les néphrites, lorsque l'effet diurétique ne s'est pas produit (Koritschoner) ; dans ce cas, l'effet purgatif serait plus avantageux peut-être que nuisible (Frank) La dose est de 2 à 6 grammes par jour, dans de l'eau chaude additionnée de bicarbonate de soude ou de sirop de menthe ; Babcock conseille de l'administrer par petites doses fréquemment répétées. Demme a employé la diurétine chez les enfants, il en donne de $0^{gr},50$ à $1^{gr},50$ entre deux et cinq ans, de $1^{gr},50$ à 3 grammes entre six et dix ans. Il fait dissoudre ces doses dans 100 grammes d'eau et ajoute 10 gouttes de cognac et $2^{gr},50$ de sucre. La diurétine serait très utile dans la néphrite scarlatineuse lorsque la poussée aiguë est passée et qu'il y a des œdèmes à résorber. L'hypertension artérielle serait une contre-indication (Geisler). Il faut éviter de donner des acides en même temps (Herrick), ils sont incompatibles avec la diurétine.

Les sucres nous serviront de transition entre les diurétiques végétaux et les diurétiques d'origine animale, puisqu'ils appartiennent aux deux règnes. On admet que la polyurie des diabétiques est due à l'élimination de glucose par les reins, le sucre pour s'éliminer entraînant sept fois son poids d'eau.

Ch. Richet et Moutard-Martin ont montré que l'injection de solutions sucrées dans les veines des animaux, produisait une diurèse certaine. Duplaix, chez des malades, avait obtenu le même effet diurétique par l'ingestion de sucres, il en avait communiqué deux observations à Richet. Mais ces essais ne s'étaient pas généralisés. C'est G. Sée qui fit entrer les sucres dans la thérapeutique, en présentant la lactose comme un des plus puissants diurétiques.

La **lactose** est vraisemblablement, comme la saccharose ou sucre de canne, une combinaison de deux sucres, la galactose et la glucose. Il ne peut être absorbé probablement qu'après la dissociation de ces deux sucres (Bourquelot et Troisier) sous l'influence du suc intestinal (Dastre). Finalement, grâce à l'action du foie, il est totalement transformé en glucose (Bourquelot et Troisier). Si la lactose est absorbée avec une faible quantité d'eau, elle détermine dans l'intestin, par suite de phénomènes osmotiques, une abondante exsudation séreuse qui produit la diarrhée (Albertoni). Sous l'influence de l'ingestion de 100 grammes de lactose, comme après l'injection dans les veines, il se produit de la polyurie, mais à une condition, c'est que les épithéliums du rein soient sains; en effet, si l'urine contient de 0^{gr},20 à 0^{gr},30 d'albumine par litre, la diurèse peut faire défaut. Il semble donc que la lactose ait une action élective sur l'épithélium; ses effets, par suite, peuvent fournir des indications sur les altérations rénales. La lactose ne modifie pas la pression sanguine, elle provoque la diurèse chez les asystoliques sans modifier leur pouls. Par analogie avec ce qui se passe dans le diabète, on aurait pu supposer que la polyurie ne se produisait qu'à la faveur de la lactosurie, il n'en est rien. En effet, avec des doses inférieures à 200 grammes, la lactose ne passe pas dans les urines. Arrive-t-elle jusqu'au rein et excite-t-elle ses cellules par simple contact sans les traverser, ou bien est-elle brûlée auparavant et agit-elle par ses produits de combustion? On n'en sait rien, en tout cas, l'acide lactique, qui est son produit d'oxydation le plus caractéristique, ne se retrouve pas dans les urines.

Les effets diurétiques de la lactose sont surtout marqués chez les cardiaques hydropiques, ils sont beaucoup plus inconstants dans les néphrites, où ils semblent être proportionnels à l'intégrité des éléments sécréteurs. On peut toujours l'essayer, car elle est absolument inoffensive. On la fait prendre à la dose de 100 grammes dans un litre d'eau; comme la solution est assez fade, on ajoute un peu de cognac ou d'eau de menthe. Dans les cas favorables, la diurèse atteint 2 litres et demi les deux premiers jours, 4 litres et demi le troisième, puis elle va en diminuant, à mesure que les œdèmes se résorbent. On peut continuer l'usage de la lactose pendant huit à dix jours.

La *glucose* a été expérimentée par Mlle Sophie Mei lach. Elle a des effets très comparables à ceux de la lactose. Elle ne passe pas dans les urines, paraît agir directement sur les épithéliums du rein sans modifier la tension artérielle, et, par suite, agit moins bien dans les néphrites que dans l'asystolie. Cependant, Albertoni aurait observé sous son influence une élévation de la pression sanguine. Il semble attribuer surtout les effets diurétiques à une dilatation des vaisseaux des viscères, du rein en particulier. Mlle Meilach conseille de prescrire 150 grammes de sirop de glucose, contenant 100 grammes de ce médicament, ou de faire suivre une cure de raisin.

Il nous reste à parler des diurétiques d'origine animale. C'est une classe qui, jusqu'ici, ne contenait guère que la lactose et la cantharide. Mais il se pourrait qu'elle prît à l'avenir une importance plus considérable. Il semble que la thérapeutique ait actuellement une tendance de plus en plus grande à employer des produit élaborés dans les organismes animaux, sous des influences diverses, comme les vaccins, les antitoxines, et les extraits d'organes. Les recherches entreprises dans cette voie ne sont certes pas encore terminées et ne donnent guère que des espérances, au sujet particulier du traitement des néphrites. Nous signalerons cependant les résultats déjà obtenus.

L'*urée* est, parmi les corps d'origine animale, celui dont les propriétés diurétiques sont le plus certaines. On sait qu'autrefois elle était considérée comme un poison, c'est à elle que Wilson attribuait l'intoxication résultant de l'insuffisance rénale, et c'est pour cela que cette intoxication prit le nom d'urémie. Mais sa toxicité est en réalité assez faible. Bouchard a montré que, chez le lapin, elle ne causait la mort que si on l'injectait à la dose de 6^gr^,31 par kilogramme de son poids. Pour un homme de 60 kilogrammes, il faudrait en injecter 380 grammes pour produire la mort. Par contre, elle est extrêmement diurétique, mais il faut qu'elle soit injectée dans les veines, car, prise par la bouche, elle est sans action. Dans un cas, Bouchard, chez un brightique avec affection cardiaque, a injecté de l'urée dans le tissu cellulaire sous-cutané, et a ainsi provoqué une diurèse de 7 litres. Malheureusement, on se procure difficilement de l'urée pure, cette substance est presque toujours fermentée, et contient du carbonate d'ammoniaque toxique. Aussi n'est-elle pas devenue encore un médicament.

L'huile de foie de morue contient des ptomaïnes diurétiques (Gautier et Mourgues, Bouillot), la butylamine, l'amylamine et surtout la morrhuine et l'acide morrhuique. Ces corps sont, en outre, des excitants de la nutrition. Parmi eux, l'amylamine et la butylamine sont toxiques. Il serait intéressant de pouvoir expérimenter en thérapeutique la *morrhuine* qui n'est pas sensiblement vénéneuse et qui est extrêmement diurétique. Ce corps est assez abondant dans les huiles de foie de morue où il représente le tiers du poids total des alcaloïdes nombreux qu'on y trouve.

Le suc de *corps thyroïde* de mouton aurait, d'après E. Hurry, Fenwick, des propriétés diurétiques assez remarquables chez les brightiques, mais nulles chez l'homme sain. On l'a injecté à la dose de X gouttes mélangées à une quantité égale d'eau distillée stérilisée. L'injection est un peu douloureuse. C'est là une observation isolée.

PURGATIFS

L'utilité des purgatifs dans le mal de Bright est encore actuellement fort discutée. Tandis que nombre d'auteurs, Lancereaux en particulier, les recommandent, Bouchard et G. Sée les trouvent plus nuisibles qu'utiles parce qu'ils diminuent la diurèse sans éliminer, par le flux diarrhéique, autant de subs-

tances toxiques qu'il en aurait été excrété par le rein.
Nous croyons que ces deux opinions qui semblent
contradictoires peuvent se concilier. Tout dépend
pour nous de l'état d'intégrité du rein. Si, en effet, le
rein est encore capable d'éliminer plus de substances
toxiques que l'intestin, mieux vaut s'adresser au
rein. S'il est trop altéré pour suffire à cette élimination et si les diurétiques ne peuvent activer ses
fonctions, on doit chercher à le faire suppléer par
l'intestin. Ce sont ainsi les symptômes urémiques
pressants qui deviennent l'indication des purgatifs.

Ceux-ci parfois ont, dans ces cas, un avantage très
remarquable. La diarrhée qu'ils provoquent agit
comme un décongestionnant abdominal, et l'on voit
souvent, à la suite, se rétablir une diurèse que les
diurétiques avaient été impuissants à produire. Il se
fait alors une polyurie analogue à celle que l'on voit
suivre les ponctions d'ascite. Enfin, à l'occasion, les
purgatifs, en évacuant le contenu de l'intestin,
agissent comme des antiseptiques de cette cavité et
empêchent la résorption de toxines alimentaires ou
biliaires. Les contre-indications des purgatifs sont la
cachexie des malades et la diarrhée urémique. Dans
ce dernier cas, en effet, les purgatifs risqueraient
d'aggraver les lésions ulcéreuses de l'intestin.

On pourrait, à la rigueur, quand la lésion rénale
est peu avancée, employer le calomel à la dose
de 0^{gr},60 par jour, ce sel mercuriel étant un antiseptique intestinal et en même temps un diurétique. Le
calomel, à dose purgative, présente, en effet beaucoup moins de chances d'absorption qu'à petites
doses, longtemps continuées. Mais les purgatifs
salins sont d'un emploi plus certain et d'un maniement moins dangereux. On pourra prescrire

le sulfate de soude à la dose de 40 grammes dans 500 grammes d'eau, le sulfate de magnésie, la crème de tartre. Il est bon de faire prendre ensuite au malade des quantités assez abondantes de liquides, bouillon d'herbes, thé très léger, etc. Les drastiques seront réservés pour les cas d'urgence, tels que l'œdème pulmonaire et les convulsions urémiques. C'est l'eau-de-vie allemande (teinture de jalap composée) à la dose de 20 ou 40 grammes qu'on emploie le plus habituellement en l'associant au sirop de nerprun ou au sirop d'écorces d'oranges amères (de 15 à 30 grammes). Bright recommandait la fécule d'élatérium de la façon suivante :

> Élatérine . . . . 0 gr., 10
> Crème de tartre. . . . . 20 grammes.

pour trente paquets, un paquet toutes les deux ou trois heures.

Il produisait ainsi une diarrhée continue sans coliques, et l'employait surtout dans les cas d'hydropisies. Rosenstein se servait surtout de gomme-gutte de $0^{gr},10$ à $0^{gr},50$ en pilules à cause de son action diurétique. Roberts conseille

> Poudre de jalap . . . . . . 0 gr. 75 — 1 gramme.
> Bitartrate de potasse . . . 12 grammes.

le matin à jeun deux ou trois fois par semaine, s'il est nécessaire de répéter l'action purgative.

DIAPHORÉTIQUES

On peut répéter à peu près des diaphorétiques ce que nous venons de dire des purgatifs. La peau est sans doute un émonctoire comme le rein, mais c'est un émonctoire différent. Certains principes existent dans la sueur qui ne se retrouvent pas dans l'urine. Ceux qui, comme l'urée, se rencontrent à la fois dans ces deux sécrétions, y sont en proportions fort différentes (urée 0,043 (Favre) ou peut-être 1^{gr},55 (Funke) dans un litre de sueur, contre 25 grammes par litre d'urine). Il ne faut donc pas compter que la transpiration puisse suppléer l'urination, à moins que le rein ne soit extrêmement malade et ne puisse excréter 2 grammes d'urée par litre. Mais, si l'on remarque avec Osborne que la peau est sèche chez les albuminuriques, il n'est sans doute pas indifférent de rétablir ses fonctions, ne serait-ce que pour empêcher l'intoxication sudorale de s'ajouter à l'intoxication urinaire. Les bains chauds, les bains de vapeur, les frictions sèches, les sudorifiques sont donc indiqués dans ce cas. Ils ont en outre un avantage qui n'est pas à dédaigner. Ils activent la circulation cutanée, ce qui augmente les combustions et contribue à décongestionner les reins. Aussi, fréquemment, sous leur influence, voit-on la diurèse se produire en même temps que la sudation.

Rayer recommandait les bains de vapeur, Bartels employait surtout les bains chauds à 40° ou les bains d'air chaud. Ziemssen propose l'emmaillotement dans des couvertures trempées dans de l'eau chaude. Dans les formes aiguës, ces procédés de balnéation donnent souvent de bons résultats. Mais chez les artério-scléreux, les bains chauds ou les bains d'étuves peuvent être dangereux en exagérant l'hypertension ; dans les cas de néphrite parenchymateuse chronique, les malades sont généralement trop cachectiques pour pouvoir les supporter. Ce sont là des points que nous avons déjà étudiés à propos de l'hydrothérapie.

Quant aux sudorifiques internes, boissons chaudes, acétate d'ammoniaque (3 gr. à 4 gr.), ils ont une action sudorale peu marquée. Le plus puissant des sudorifiques, c'est le jaborandi et son alcaloïde, la *pilocarpine*. Une injection sous-cutanée de $0^{gr},02$ de chlorhydrate de pilocarpine provoque une sudation pouvant aller à 2 litres. Cette substance est en outre excitante pour le rein et amène la diurèse avec élimination abondante d'urée. Les médecins brésiliens, Costa (de Rio-de-Janeiro) en particulier, la recommandent dans le traitement des néphrites. Sous son influence, Gubler aurait vu diminuer l'albuminurie et les œdèmes. Chez les enfants. Prectorius a vu les convulsions urémiques céder en quelques minutes à des injections de $0^{gr},005$ à $0^{gr},01$ de pilocarpine, Cadet de Gassicourt ne dépasse pas $0^{gr},002$ ou $0^{gr},005$. Malheureusement, la pilocarpine peut provoquer des vomissements, elle déprime les malades d'une façon considérable et les expose au collapsus et à l'œdème pulmonaire. Ces accidents sont d'autant plus à craindre dans la néphrite épithéliale que le cœur a déjà de la tendance à se laisser dilater. Pour remédier à ces accidents, il est bon de faire en même temps une injection d'éther ou de faire prendre du cognac aux malades. En somme, la pilocarpine est un médicament dangereux qu'on ne devra employer que chez les sujets encore vigoureux et dont le cœur paraît résistant, particulièrement dans les néphrites aiguës, dans l'anurie scarlatineuse, par exemple.

TRAITEMENT SYMPTOMATIQUE

DES NÉPHRITES (FIN)

URÉMIE

L'urémie est la menace constante des brightiques. C'est à elle que le médecin doit constamment penser en présence d'une néphrite. Nos efforts doivent tendre à l'empêcher de se produire, à la reconnaître dès qu'elle se montre, et à la combattre énergiquement dès qu'elle s'est produite. Elle peut débuter de deux façons différentes. Tantôt, elle apparaît soudainement à l'occasion d'une néphrite aiguë, d'une poussée aiguë au cours d'une néphrite interstitielle chronique, ou d'une simple congestion rénale. Dans ce cas, c'est peut-être moins contre l'urémie elle-même qu'il faut agir que contre la cause qui la provoque. Le lait, les antiphlogistiques locaux, la saignée, en rétablissant la perméabilité du rein, permettront souvent de faire disparaître les accidents urémiques. Et si le rein n'était pas trop profondément altéré, la guérison complète resterait possible. Cette urémie à début brusque n'est pas rare dans le cours des néphrites latentes, dont elle devient ainsi un signe révélateur.

Tantôt, au contraire, le malade est un brightique avéré ; malgré le traitement le mieux approprié, ses lésions rénales ont progressé, la dépuration urinaire s'est faite de plus en plus mal, et l'urémie s'est manifestée lentement, ses symptômes devenant de plus en plus accentués. Dans ce cas, le traitement préventif de l'urémie ayant été impuissant, le traitement des accidents urémiques parviendra parfois à conjurer un danger immédiat, mais ce sera malheureusement une de ces victoires à la Pyrrhus qui aboutissent à la défaite.

L'urémie aiguë se produit souvent sans prodromes ou bien ceux-ci ont passé inaperçus. Les accidents se font remarquer par leur brusquerie et leur intensité ; leur évolution peut être foudroyante et amener la mort en quelques heures.

Ceux qu'on observe surtout dans ce cas sont le coma, l'éclampsie, parfois le délire, l'œdème aigu du poumon.

Le coma survient presque subitement, parfois précédé de céphalée violente avec étourdissements et vomissements. Les pupilles sont punctiformes, le myosis, signalé d'abord par Addison, est un symptôme sur l'importance duquel Bouchard a récemment insisté. Ordinairement les membres sont dans la résolution, mais ne sont pas paralysés, c'était un signe auquel on attribuait autrefois une grande valeur, mais actuellement on sait que l'urémie peut donner lieu à de véritables paralysies (forme apoplectique de Raymond). On peut noter aussi de l'épilepsie jacksonienne, de la déviation conjuguée de la tête et des yeux, de l'hyperthermie.

Dans ces cas, on trouve souvent de l'œdème céré-

bral; le coma foudroyant est peut-être la conséquence de ce trouble circulatoire et non le résultat
de l'intoxication urémique.

L'éclampsie se voit surtout chez les enfants et
dans la néphrite gravidique, l'attaque ressemble à
l'épilepsie, aussi doit-on toujours se méfier d'une
attaque épileptiforme survenant avant l'âge de
dix ans ou après trente ans, chez un sujet n'ayant
pas de tare héréditaire. L'examen des urines s'impose.

Le délire a été signalé par Hagen, Jolly. Il n'est
pas très rare, maintenant qu'on est prévenu, de
diagnostiquer une néphrite par l'examen des urines
dans certains cas de folie subite.

L'œdème aigu du poumon est peut-être le plus
commun des accidents de l'urémie aiguë. La symptomatologie de cette attaque congestive est si caractéristique qu'elle suffit à faire le diagnostic de
néphrite. Souvent, en effet, dans ces cas, il s'agit de
néphrite interstitielle sans albuminurie, et, malgré
l'examen négatif des urines, on doit conclure à
l'existence d'une lésion rénale. C'est le soir, ordinairement, que l'œdème aigu pulmonaire se produit.
Le sujet, sain en apparence, se trouvait dans la rue
par exemple, brusquement il est pris d'une dyspnée
qui arrive rapidement à l'orthopnée. La suffocation
est telle que le malade peut à peine appeler une voiture et donner son adresse.

Les lèvres sont violettes, la face prend une pâleur
plombée, une transpiration fine et froide la recouvre.
Au début, le murmure vésiculaire est affaibli, plus
tard, on entend une pluie de râles sibilants très
fins, qui donnent lieu à une expectoration visqueuse
parfois sanguinolente.

De ces accidents d'urémie aiguë, le meilleur traitement, c'est la saignée.

L'urémie lente, progressive, s'observe surtout dans la néphrite interstitielle à sa période terminale. Elle est annoncée longtemps à l'avance par l'ensemble des signes que Dieulafoy a réunis sous la dénomination de petit brightisme (doigt mort, prurit, cryesthésie, etc.), et qui dépendent peut-être plus d'altérations vasculaires locales, de nature scléreuse, que d'une intoxication véritable.

La céphalalgie est déjà un symptôme plus certain d'urémie, elle simule parfois la migraine, mais elle est plus permanente ; les troubles de la vue (mouches volantes, amblyopie), les bourdonnements d'oreilles, la surdité ont également une très grande importance. Mais ce sont surtout les accidents pulmonaires ou gastriques, qui, dans la grande majorité des cas, révèlent l'urémie. Tel malade, par exemple, est depuis plusieurs années sujet à des essoufflements ; au moindre effort il a de la dyspnée, le soir, dès qu'il se couche, il étouffe et doit se tenir assis dans son lit. Si le médecin ne trouve rien au cœur, il pense à de l'emphysème ou à ces formes d'asthme que G. Sée appelle l'asthme permanent. Le diagnostic d'emphysème peut être vérifié, car les malades ont en effet la poitrine bombée. Mais, d'après nous, l'emphysème ne doit pas être considéré comme une maladie primitive, c'est une lésion mécanique produite par la dyspnée. Faire le diagnostic « emphysème » est faire un diagnostic insuffisant, il faut encore en rechercher la cause.

Dans certains cas, cette cause sera l'asthme à grands accès, une bronchite chronique, etc. Si l'on ne trouve rien dans la poitrine ou dans les antécédents pour expliquer l'emphysème, il faudra penser à la néphrite interstitielle. Combien de gens sont considérés comme des emphysémateux, asthmatiques, qui sont en réalité des artério-scléreux, peut-être même déjà des brightiques. On ne trouve pas toujours, en effet, d'albumine dans leurs urines, mais ils ont de l'hypertension.

Cette dyspnée, presque permanente, est souvent entrecoupée de crises de congestion pulmonaire un peu plus violentes, pouvant présenter tous les degrés d'intensité et même affecter le type de l'œdème aigu. La dyspnée à type Cheyne-Stokes ne se produit que dans les périodes terminales, elle est d'un très fâcheux pronostic et précède généralement la mort de quelques jours seulement. Elle disparaît souvent dans les derniers jours à mesure que le coma s'accuse, sans que le pronostic devienne meilleur. Les pauses respiratoires peuvent durer de vingt à trente secondes. Ces accidents dyspnéiques sont extrêmement communs dans l'urémie lente et ne sont pas toujours rapportés à leur véritable cause ; nous ne saurions trop recommander de penser à la néphrite interstitielle en semblable occurrence.

Nous pourrions en dire autant des accidents digestifs qui sont peut-être moins fréquents. Ils peuvent constituer une forme gastro-intestinale de l'urémie lente, qui, bien souvent, fait croire à un cancer de l'estomac. Les vomissements d'abord alimentaires et assez espacés, se rapprochent et aboutissent à une véritable intolérance gastrique ; parfois même ils se produisent à jeun, mais, fait important, il est très rare qu'ils contiennent du sang, tout au plus quelques filets parfois. L'odeur ammoniacale des matières vomies est un excellent signe de l'urémie gastrique, mais il est rare et l'on ne doit pas compter sur son existence pour faire le diagnostic. Nous conclurons en disant que des vomissements fréquents, chez des sujets d'un certain âge, pâles, mais n'ayant pas la teinte jaune paille, doivent éveiller l'idée du mal de Bright et engager à examiner les urines.

Plus rare encore sont la diarrhée urémique, qui peut se montrer sous la forme séreuse ou la forme dysentérique, et les arthralgies, sur lesquelles ont insisté Christison et Jaccoud.

Les accidents nerveux sont les plus tardifs. Au début, les malades ont de l'insomnie, plus tard de la somnolence, puis progressivement le coma s'accentue et ne devient complet qu'à la période agonique. Ces accidents de torpeur sont entrecoupés parfois de phénomènes convulsifs ordinairement légers (carphologie, secousses musculaires), allant rarement jusqu'à l'éclampsie.

Dans certains cas, il se produit un véritable délire qui peut durer plusieurs années (folie brightique), ou qui ne s'installe que dans les périodes terminales.

Les accidents urémiques sont habituellement rattachés à une intoxication. Mais il est possible que leur pathogénie ne soit pas univoque.

Pour certains cas, nous l'avons vu, on peut incriminer l'œdème, et l'on sait que Traube faisait de l'œdème cérébral la lésion de l'urémie ; dans d'autres cas, il faut peut-être incriminer soit l'hypertension artérielle, soit l'hypotension. Mais ce sont là des points encore insuffisamment démontrés. En tout cas, ces troubles circulatoires sont peut-être sous la dépendance de l'intoxication urémique elle-même.

Le poison de l'urémie a fait l'objet de nombreuses hypothèses. Wilson avait incriminé l'urée, mais nous savons actuellement qu'elle est peu toxique. On pensa alors que c'était le carbonate d'ammoniaque, provenant de l'urée, qui était le toxique de l'urémie ; cette transformation se ferait dans le sang pour Frerichs, dans le tube digestif pour Treitz. Actuellement, il semble bien démontré que l'intoxication urémique est le résultat de l'empoisonnement de l'organisme par tous les poisons urinaires. Bouchard, qui a établi cette théorie, a ainsi fusionné deux hypothèses antérieures incriminant plus spécialement l'une les matières extractives (Schottin), l'autre les sels de potasse (Feltz et Ritter), en y ajoutant les produits toxiques résultant des fermentations intestinales. A propos de la théorie de Schottin, signalons que Landois, dans ses recherches sur l'urémie, a montré que la créatine, appliquée directement sur les centres moteurs après trépanation, était la seule des matières extractives capables de provoquer des convulsions. Nous ne faisons que mentionner l'hypothèse récente de Laffitte qui, dans le mal de Bright aigu, suppose que l'urémie est due non pas à la rétention des poisons urinaires normaux, mais à la formation d'une toxine microbienne dont l'élimination serait la cause de la néphrite ; l'urémie serait, d'après lui, antérieure à la lésion rénale. Cette hypothèse, qui n'a que la valeur d'une hypothèse, n'explique pas la majorité des cas.

En somme, l'urémie est le résultat de la rétention dans le sang, par suite de l'insuffisance de la filtration rénale, de tous les produits toxiques introduits dans l'économie par l'alimentation, créés par l'organisme lui-même ou élaborés dans le tube digestif. L'intoxication urémique est réalisée par la combinaison des produits toxiques de la désassimilation azotée et des toxines microbiennes provenant des fermentations intestinales. Sans qu'il soit possible de déterminer, dans la pathogénie de ce syndrome. le rôle de l'auto-intoxication et celui des fermentations microbiennes, il nous semble néanmoins que la part qui revient à l'auto-intoxication est la plus considérable.

Le traitement de l'urémie sera d'autant plus actif et énergique que les accidents seront plus soudains. Il sera d'ailleurs suivi de résultats bien meilleurs dans l'urémie aiguë que dans l'urémie lente.

Si l'urémie aiguë paraît résulter d'un coup d'œdème du rein, on devra appliquer des *ventouses scarifiées* ou des *sangsues* à la région lombaire. J. Renaut a montré en effet que les veines de la périphérie du rein communiquaient avec celles du triangle de Jean-Louis Petit, et qu'en tirant du sang de ces dernières on pouvait efficacement décongestionner le rein. Renaut applique le premier jour six sangsues de chaque côté, puis trois les jours suivants.

Mais c'est en somme la **saignée** qui est le véritable traitement de l'urémie aiguë. Elle est dans ce cas, suivant la comparaison de Brault, aussi impérieusement indiquée que le sulfate de quinine dans les accès pernicieux. C'est surtout dans le coma et l'éclampsie que son action est très remarquable. Dans l'œdème aigu du poumon, elle agit également très bien, mais souvent cet accident guérit par d'autres procédés, les ventouses sèches par exemple. Dans l'éclampsie, la saignée doit être assez abondante, de 250 à 500 grammes ; elle peut être au besoin renouvelée. Labadie-Lagrave préfère des saignées faibles et répétées, Hayem trouve, au contraire, qu'une seule saignée de 500 grammes est plus efficace que deux de 250 grammes. Chez les enfants, Bartels déconseillait la phlébotomie et la remplaçait par des sangsues appliquées derrière les oreilles. Peter, Guyot y ont eu cependant recours chez des sujets d'une dizaine d'années et avec succès.

L'intervention rapide et énergique est des plus importantes dans l'urémie aiguë. Sauver la vie dans ces conditions, c'est bien souvent permettre une guérison définitive, s'il s'agit d'une néphrite gravidique ou scarlatineuse, ou tout au moins une survie parfois assez longue, s'il s'agit d'une poussée aiguë au cours d'une néphrite interstitielle chronique.

Mais dans les cas d'urémie lente, dans les dernières périodes de la néphrite interstitielle, surtout si le malade est cachectique, la saignée est plus nuisible qu'utile.

Après la saignée, Stohr a eu l'idée de remplacer le sang empoisonné retiré au malade par du sang pur. Bartels se contente de *transfusion* sans saignée préalable. Dieulafoy a pratiqué deux fois cette opération chez un urémique comateux, chaque fois il y eut amélioration, mais le malade finit par succomber. On ne devrait y avoir recours que dans les cas où la guérison définitive pourrait être espérée.

On sait que, dans divers états graves, le choléra par exemple, on a cherché à remplacer la transfusion, toujours dangereuse pour le sujet qui fournit le sang, par ce que l'on a appelé l'*infusion*, c'est-à-dire par l'injection dans les veines, dans une séreuse ou simplement dans le tissu conjonctif, d'eau additionnée de chlorure de sodium pour empêcher la dissolution des hématies. Cette sorte de sérum artificiel, appelé fréquemment en Allemagne solution physiologique, contient 7 grammes de chlorure de sodium par litre. Hayem a proposé la formule suivante :

```
Eau . . . . . . . . . . . . .  1000 grammes.
Chlorure de sodium . . . .      5    —
Sulfate de soude. . . . . .    10    —
```

Dans l'urémie, Sahli a conseillé également de remplacer la transfusion par l'infusion. Il pense ainsi obtenir une sorte de lavage du sang ; l'eau s'éliminant par les reins entraînerait les poisons accumulés dans l'organisme. Il aurait obtenu de bons résultats. même en cas d'hydropisie. Sahli fait l'injection dans le tissu conjonctif sous-cutané de l'abdomen, après avoir pris toutes les précautions antiseptiques (lavage de la peau au savon et au sublimé, désinfection absolue de tous les instrumemts employés, stérilisation par l'ébullition préalable de l'eau injectée). A un adulte il est possible d'injecter six litres d'eau en vingt-quatre heures ; d'après Sahli, il serait moins douloureux d'injecter en quelques minutes un ou deux litres, quitte à recommencer dans la même journée ou les jours suivants. L'eau injectée doit être tiède et avoir au moins 20°.

Les *lavements*, préconisés par J. Renaut, sont un procédé de lavage du sang plus commode et aussi efficace que l'infusion de Sahli.

TRAITEMENT DES DIVERS ACCIDENTS URÉMIQUES

Dans l'urémie aiguë, outre les traitements que nous venons d'indiquer, il existe certaines indications tirées de la forme même de l'urémie. Chaque variété d'accident comporte donc une thérapeutique propre. Dans l'urémie lente, cette thérapeutique propre est à peu près la seule à laquelle ou puisse avoir recours.

Coma. — Si la saignée est contre-indiquée pour les raisons que nous avons signalées plus haut, le traitement du coma consistera dans l'emploi d'une médication excitante. A cet égard, les injections d'*éther*, répétées toutes les heures à la dose d'une demi-seringue de Pravaz, sont le premier traitement à appliquer, à cause de la rapidité de son action.

Concurremment ou alternativement on pourra injecter au malade de la *caféine* dont les effets sont moins prompts, mais plus durables. Celle-ci agira dans ce cas en excitant les centres nerveux, et aussi en relevant la pression artérielle qui est habituellement abaissée dans le coma. Il sera utile également d'établir devant les narines ou la bouche du malade un courant d'*oxygène*, en vidant lentement un ballon d'une dizaine de litres, toutes les trois heures par exemple. Lorsque le sujet sortira un peu de sa torpeur, on continuera les mêmes moyens. Si le malade ne peut tenir lui-même l'embout du tube de caoutchouc qui lui amène l'oxygène, il sera bon de ne pas diriger directement sur lui le courant gazeux, on le fera passer tangentiellement devant sa figure, en le recevant sur une mantille de laine qui l'emmagasinera et pourra restituer de l'oxygène peu à peu lorsque le ballon aura été vidé. Renaut pense que l'oxygène agit dans ce cas en oxydant les ptomaïnes accumulées dans le sang ; il faut peut-être aussi tenir compte de ses propriétés excitantes. On pourra en outre, à l'exemple du professeur de Lyon, appliquer des sangsues sur les reins et administrer des lavements d'eau à garder.

Éclampsie. — Contre les phénomènes convulsifs les inhalations de *chloroforme* sont le moyen le plus rapidement efficace. A très petites doses (chloroforme à la reine) elles peuvent être continuées plusieurs heures. C'est surtout dans l'éclampsie puerpérale que ce traitement a donné d'excellents résultats. Pour les inhalations, on peut également employer l'éther. Les lavements de *chloral* sont une façon détournée d'administrer le chloroforme, car il est probable que cet agent donne naissance au chloroforme dans l'organisme. Peut-être même est-ce le chloral qui, avec la saignée, a fourni les statistiques les plus favorables dans l'éclampsie puerpérale (Bourdon, Pinard). Il faut le prescrire dans ces cas à doses assez élevées, 8 à 10 grammes. S'il est impossible de le faire prendre par la bouche ou de le faire tolérer par le rectum, on pourrait avec Dujardin-Beaumetz en injecter sous la peau des solutions au dixième. Labadie-Lagrave a employé avec avantage des lavements contenant de 2 à 4 grammes de chloral associés au bromure de sodium et à une faible quantité de mucilage de gomme. Grainger Stewart attribuait déjà une grande valeur aux bromures, au chloral et au chloroforme. Lécorché et Talamon ont proposé l'*antipyrine*, soit en lavements soit en injections sous-cutanées. L'antipyrine est facilement soluble dans quatre fois son poids d'eau.

Outre ces moyens, on peut pratiquer la compression des carotides recommandée par Trousseau pour arrêter les convulsions des enfants. Lépine a conseillé les lavements purgatifs, et Dumontpallier les lavements froids qui auraient comme action de diminuer l'excitabilité réflexe de système nerveux. Les bains chauds et l'emmaillotemènt chaud ont souvent aussi donné d'excellents résultats dans les convulsions urémiques.

Dyspnée. — La dyspnée dans les néphrites peut présenter divers types. On peut observer la dyspnée véritablement foudroyante de l'œdème aigu du poumon, la dyspnée chronique à paroxysmes de l'urémie lente, la dyspnée asystolique si le cœur fléchit, des dyspnées mécaniques résultant de l'hydrothorax ou de l'hydropéricarde, etc. Il importera donc de bien déterminer au préalable la cause de la dyspnée avant de chercher à soulager le malade. Nous nous occupons ici seulement des dyspnées véritablement brightiques.

Quelque effrayants que soient les symptômes de l'œdème aigu, il est ordinairement moins grave que le coma ou l'éclampsie. Sa guérison spontanée n'est pas rare, mais cette considération ne doit pas dispenser d'une intervention rapide. Si les accidents semblent très menaçants, la *saignée* sera le traitement le plus efficace. Cependant, bien souvent, des *ventouses sèches* appliquées au nombre de soixante sur la poitrine sont suffisantes.

Divers autres agents pharmaceutiques produisent également de bons effets. On fera respirer de l'oxygène au malade ou bien on lui fera des inhalations d'iodure d'éthyle ou de nitrite d'amyle à la dose de quelques gouttes sur un mouchoir ou dans une soucoupe, et dont il respirera les vapeurs. La *trinitrine* réussit souvent aussi très bien contre ces grandes crises de dyspnée. Mais il est un médicament qui lui est bien supérieur, c'est la piqûre de *morphine*. Une demi-heure après l'injection, la dyspnée cesse et le malade commence à dormir. Comment agit la morphine dans ces cas? Est-ce en régularisant et en ralentissant le rythme respiratoire (Laborde), ou en abaissant la tension artérielle? Il se pourrait qu'elle eut en outre une action en quelque sorte psychique. En effet, dans la dyspnée de l'œdème aigu il semble qu'il y ait deux facteurs, l'un la gêne respiratoire réelle, l'autre la terreur de malade. Celui-ci se trouve en quelque sorte dans la situation du noyé qui, perdant la tête, se débat au lieu de faire les mouvements de natation utiles. Le dyspnéique fait comme le noyé des mouvements respiratoires désordonnés qui n'effectuent qu'une ventilation pulmonaire insuffisante. La morphine, en paralysant les cellules de l'écorce grise, supprime l'intervention de la volonté affolée et permet à la moelle de régulariser automatiquement le rythme respiratoire. Quoi qu'il en soit du mode d'action de la morphine, ses effets sont les plus nets. Mais, a-t-on dit, l'opium et ses dérivés sont dangereux pour les brightiques. Faut-il s'abstenir dans cette crainte? C'est un point que nous avons déjà discuté. Qu'il nous suffise de dire qu'en présence d'un accès d'œdème aigu, qui sera guéri le lendemain et qui ne se reproduira peut-être que dans plusieurs mois, la crainte de la morphine ne doit pas être exagérée.

En cas de dyspnée chronique avec exacerbations vespérales, l'intervention sera moins énergique. La saignée sera contre-indiquée, les ventouses suffiront, les inhalations d'oxygène, le nitrite d'amyle, l'iodure d'éthyle, la trinitrine, le bromure de sodium, le valérianate d'ammonium, la teinture de quebracho (1 à 2 grammes dans une potion aromatisée de sirop de menthe) pourront être utilisés alternativement ou simultanément. Mais là encore, c'est la morphine qui agit le mieux, d'autant plus qu'elle permet le sommeil, dont la dyspnée prive les malades. Mais dans ce cas cependant il faut être beaucoup plus prudent dans son emploi. En effet les malades s'y accoutument, il faut forcer les doses pour obtenir le résultat cherché. On peut observer des phénomènes de rétention ; mais, surtout, la morphine en s'éliminant par les reins peut les irriter et exagérer les lésions. On ne doit donc y avoir recours pour ainsi dire qu'à la dernière extrémité, et ne l'employer d'une façon un peu suivie qu'au moment où le malade étant perdu, il est charitable de lui adoucir ses derniers jours, dût-on les abréger de quelques heures. Le chloral, que l'on pourrait être tenté de substituer à la morphine dans ces cas, est un médicament plus dangereux qu'elle, en effet il déprime le cœur et peut provoquer des congestions pulmonaires avec hémoptysies (Lécorché et Talamon).

Accidents gastro-intestinaux. — Les vomissements urémiques sont très difficiles à arrêter. On peut leur appliquer le traitement général des vomissements (glace, eau de Seltz, potion de Rivière, lait par petites tasses additionné d'eau de chaux, d'eau de Vichy, d'alcool, champagne frappé, etc.), mais on échoue fréquemment. Brault mentionne comme plus efficace la créosote à la dose d'une ou deux gouttes dans une cuillerée d'eau avant les repas. Bartels employait la teinture d'iode de la même façon. L'eau oxygénée, l'eau chloroformée sont souvent utiles. Lécorché et Talamon ont obtenu de bons effets de l'acide lactique à la dose de 2 à 6 grammes dans une potion. Hayem conseille les boissons chaudes en abondance pour diluer l'urée accumulée dans l'estomac et la rendre moins irritante. Dans ses études sur le traitement des dyspepsies, il signale que les inhalations d'oxygène agissent très bien contre les vomissements.

Pour débarrasser l'estomac des produits toxiques, et en particulier de l'urée, déversés à son intérieur, Lécorché et Talamon ont proposé le lavage de l'estomac qui a bien réussi également entre les mains de von Oefele. Hayem conseille de faire des lavages avec une solution d'acide salicylique à 1 p. 1000. Si l'hypothèse de l'ammoniémie n'explique pas tous les faits de l'urémie, il n'en est pas moins vrai que dans certains cas les accidents gastriques paraissent dus à une fermentation ammoniacale de l'urée dans l'estomac. L'odeur de l'haleine dans ces cas est caractéristique, et la présence de l'ammoniaque dans l'air expiré peut se démontrer par les vapeurs que dégage un bâton de verre humecté d'acide chlorhydrique et placé devant la bouche du malade. On peut alors, à l'exemple de Frerichs, faire prendre au malade de l'eau chlorée ou de l'acide benzoïque qui fixent l'ammoniaque sous une forme inoffensive.

LITHIASES RÉNALES

EN GÉNÉRAL

Le traitement de la lithiase rénale comprend deux parties : le traitement de la lithiase en elle-même et celui de ses accidents et complications.

Occupons-nous tout d'abord du traitement de la lithiase rénale elle-même.

La symptomatologie de cette affection est fort variable. Tantôt en effet la maladie est absolument latente, et la présence de calculs dans le rein n'est découverte qu'à l'autopsie. Tantôt les malades rendent par les urines des graviers, en quantité parfois assez considérable, sans en éprouver aucune douleur et sans souffrir dans leur état général. Tantôt la lithiase s'accuse plus violemment par des coliques ou des complications graves sur lesquelles nous aurons à revenir. Mais dans d'autres cas, elle ne donne lieu qu'à des douleurs sourdes, continues ou passagères, dans la région lombaire, dont la cause ne peut être révélée que par la constatation de concrétions dans les urines. Cette forme est importante à connaître, car elle permet de diagnostiquer la maladie avant l'apparition des grands accès de coliques ou des complications (hydronéphrose, néphrite suppurée, etc.), et d'instituer un traitement précoce. Les caractères de cette douleur sourde ont été bien étudiés ces derniers temps (Guyon, Le Dentu, Hallé, Legueu). Parfois il s'agit d'un endolorissement des deux régions lombaires dont le siège est difficilement précisé. Lumbago ou colique fruste? On ne peut le dire qu'après avoir recherché et trouvé des graviers dans les urines. Cette douleur s'irradie parfois assez loin dans les flancs, le long des branches du plexus lombaire ou du sciatique. La persistance de ces sensations pénibles devient parfois une véritable obsession qui mène à l'hypochondrie.

Quand, au lieu de gravelle, il y a des calculs plus volumineux dans les bassinets, les douleurs sont plus nettement accusées. Elles sont alors plus habituellement unilatérales, quoique encore assez diffuses et irradiées plus ou moins loin. Elles disparaissent par le repos; aussi, le matin, les malades ne souffrent pas, mais dès qu'ils marchent, qu'ils vont en voiture, etc., les douleurs se reproduisent. Elles s'exagèrent également par la pression, aussi un examen méthodique permet de préciser leur siège. On devra donc pratiquer le palper bimanuel de façon à comprimer le rein entre les deux mains agissant l'une sur la région lombaire, l'autre sur la paroi abdominale. On devra compléter l'examen par la palpation de l'uretère en plaçant le malade dans le décubitus latéral sur le côté sain. Enfin, autre signe important, les calculs du rein donnent lieu à des hématuries presque permanentes sinon toujours abondantes. En effet, si parfois l'urine trahit par sa coloration la présence du sang, souvent c'est le microscope seul qui permet de la reconnaître par la constatation d'hématies. Mais ces calculs volumineux fixés dans le bassinet ou l'uretère sont souvent rebelles aux traitements médicaux et nécessitent une intervention chirurgicale telle que la néphrotomie ou taille rénale. On est autorisé à la proposer lorsque les douleurs, par leur intensité et leur persistance, deviennent intolérables et rendent impossible l'exercice d'une profession quelconque.

En réalité, le seul signe certain de la lithiase rénale c'est la constatation des calculs dans les urines. Cette constatation est presque indispensable si l'on veut traiter la maladie d'une façon rationnelle. La lithiase en effet n'est pas une maladie une. Il existe plusieurs lithiases dont les causes diffèrent et dont par conséquent le traitement doit être dissemblable. Toutes ont cependant ce point commun : les concrétions solides. On peut donc diviser le traitement de la lithiase en deux parties : le traitement commun des lithiases en général et le traitement spécial de chaque variété.

TRAITEMENT GÉNÉRAL DES LITHIASES

L'indication est la suivante. Il y a des calculs : il faut les chasser au dehors. La néphrotomie est un moyen, l'emploi des diurétiques en est un autre dont nous nous occuperons exclusivement.

Nous avons déjà étudié les diurétiques à propos des néphrites, nous pourrons donc être brefs. Nous avons vu que, dans ces maladies, le choix des médicaments diurétiques était limité par une considération : ne pas irriter un épithélium déjà malade. Dans la lithiase nous n'aurons pas la même préoccupation, à moins qu'il n'y ait complication de néphrite, et pourtant nous aurons encore un choix à faire parmi ces médicaments.

Ainsi, par exemple, les diurétiques cardiaques comme la digitale sont inefficaces dans la lithiase, on sait en effet qu'ils ne produisent la diurèse que chez les malades qui ont des œdèmes. Les diurétiques rénaux, c'est-à-dire ceux qui agissent en excitant l'épithélium secrétoire du rein, seront inutiles. Le meilleur de tous sera l'**eau**, Hippocrate l'avait déjà reconnu. On peut dire que l'eau est le traitement de la lithiase comme le lait celui des néphrites.

L'eau pourra être administrée sous toutes ses formes : eau pure, eaux minérales légères, tisanes diurétiques. Elle pourra être introduite dans l'organisme en boissons ou en lavements. En boissons, l'eau sera prise à hautes doses, autant que possible en dehors des repas pour ne pas troubler la digestion. C'est le matin à jeun surtout qu'elle devra être absorbée. L'après-midi au besoin, vers quatre heures ou le soir avant le coucher, le malade pourra en prendre encore un ou deux verres. Les eaux minérales faibles Evian, Vittel, Contrexéville, Capvern, sont en général mieux tolérées par l'estomac que l'eau ordinaire et peuvent être ingérées à des doses de 2 et 3 litres par jour, Grisolle parle même de 8 à 10 litres pour Contrexéville. Ces eaux seront prises de préférence à la source ; transportées, elles sont encore efficaces. Pour varier, on pourra prescrire des tisanes soit indifférentes, soit plutôt diurétiques : chiendent ou queues de cerises (20 grammes par litre d'infusion), uva ursi ou stigmates de maïs (30 grammes par litre), etc Dujardin-Beaumetz recommande spécialement l'*arenaria rubra* (30 p. 1000) et la fleur de fève. Les lavements à garder seront prescrits dans les cas où des boissons trop abondantes amèneraient une fatigue de l'estomac.

L'eau agit de plusieurs façons. Tout d'abord elle produit, nous l'avons vu, une excitation des combustions intraorganiques et la formation de produits ultimes plus simples, de poids moléculaire moins élevé, et par suite plus facilement dialysables. De plus, elle facilite la dissolution des principes solides de l'urine, les empêche de se déposer sous forme de concrétions, peut-être même parvient-elle à redissoudre en partie les dépôts déjà formés. Enfin, provoquant une diurèse abondante, elle détermine dans les voies urinaires une sorte de chasse, qui entraîne mécaniquement les calculs séjournant dans les reins. Ce fait est important à connaître, car le traitement par l'eau produit des effets qui sont parfois nuisibles. Tel malade par exemple qui a quelques douleurs vagues dans les reins et qui a émis quelques graviers par les urines, se rend à une des stations minérales que nous avons indiquées et, dès les premiers jours du traitement, il est pris de coliques néphrétiques plus ou moins violentes. Ces coliques sont produites par le passage dans les uretères de graviers jusqu'alors immobiles et que la cure d'eau a balayés. Il s'est produit une sorte de ramonage des voies urinaires qui n'a pas été sans utilité, car on a débarrassé le malade de graviers qui seraient devenus des centres de précipitation et auraient pu former des calculs de volume trop considérable pour être éliminés par les voies naturelles. Dans quelques cas les accidents peuvent être plus sérieux. Si les calculs étaient volumineux, ils peuvent s'arrêter dans l'uretère et provoquer de l'anurie ou de l'hydronéphrose. Il importe donc au préalable de se rendre compte du volume des calculs d'après les signes que nous avons indiqués plus haut avant de soumettre les malades à une cure d'eau intensive, il est bon également de commencer par des doses faibles qu'on augmente progressivement. L'eau en abondance est, en outre, contre-indiquée chez les sujets dont les voies urinaires inférieures sont malades (calculs vésicaux, hypertrophie de la prostate), car il peut se produire de la cystite ou de la rétention d'urine.

En même temps que le malade ingérera de grandes quantités d'eau, il sera bon qu'il n'en perde pas trop par l'intestin ou la peau. La diarrhée doit être par suite évitée, ainsi que les transpirations trop abondantes. Ainsi, on déconseillera au malade le séjour dans les pays trop chauds, on lui interdira des exercices entraînant une sudation exagérée. On évitera de lui prescrire les bains de vapeur ou les étuves sèches comme on est quelquefois tenté de le faire pour combattre les douleurs lombaires qu'il accuse. Les bains chauds, qui favorisent la diaphorèse et diminuent légèrement la diurèse, devront être prescrits modérément. Quant aux bains froids, qui déterminent une polyurie momentanée, ils peuvent être utiles, à moins que le sujet ne soit artério-scléreux, ce qui est fréquent chez les lithiasiques. Dans ce cas, en effet, l'hypertension produite par le bain peut être nuisible, et d'autre part, le malade se réchauffe mal après le bain.

DIAGNOSTIC DIFFÉRENTIEL DES LITHIASES

La différenciation des diverses lithiases a une importance capitale, pour déterminer leur traitement curatif et étiologique. Pour faire dissoudre un calcul, il faut en effet savoir sa composition chi-

mique, et, pour supprimer les causes de sa formation, il faut les connaître.

Tant que la lithiase urinaire était considérée
comme un bloc, il était fort difficile de trouver une
théorie générale, capable d'expliquer la formation
des calculs rénaux. Tandis que, pour la majorité des
auteurs, depuis Sydenham, la lithiase était une
maladie diathésique, cousine, ou même suivant
l'expression d'Erasme, sœur de la goutte, pour
certains autres, la lithiase était un accident secondaire, dérivant de troubles préalables des voies
urinaires. Ainsi Meckel admettait l'existence d'un catarrhe lithogène, Scherer des fermentations variées,
Galippe une infection microbienne. Mais aucune de
ces interprétations n'était applicable à tous les cas
de lithiase. Si, au contraire, on considère chaque
variété de lithiase comme une maladie différente, on
ne s'étonnera pas de trouver à chacune d'elles une
pathogénie différente. Nous ne voulons pas dire que
cette pathogénie soit connue d'une façon complète
pour chacune d'elles, nous voulons dire seulement
que l'on ne doit pas chercher une théorie unique,
ni un traitement uniforme. Telle médication utile
dans un cas de lithiase sera nuisible dans un autre.

Dujardin-Beaumetz, qui a très remarquablement
étudié la thérapeutique des diverses variétés de
lithiase, propose, pour les différencier cliniquement,
une méthode dichotomique très commode. Il commence par déterminer, au moyen du papier de tour-
nesol, la réaction de l'urine graveleuse. Si elle est
acide, on aura affaire à « une lithiase acide », si elle
est neutre ou alcaline, on se trouvera en présence
d'une « lithiase alcaline ». Or, d'après sa classification, les lithiases acides sont au nombre de deux,

l'une formée d'un élément normal de l'urine, l'acide urique, l'autre d'un élément anormal, l'oxalate de chaux. Acide, la lithiase sera donc soit « urique », soit « oxalique ». De même les lithiases alcalines sont au nombre de deux, l'une « calcaire », normale puisque la chaux existe normalement dans les urines, l'autre « ammoniacale » ou anormale. Dans l'une et l'autre, c'est surtout l'acide phosphorique qui est combiné à la base alcaline.

Cette classification, très suffisante pour la clinique, n'est évidemment pas complète. Elle néglige en effet les calculs de xanthine et de cystine qui doivent être rangés dans les lithiases acides et dont la pathogénie se rapproche probablement de celle de la lithiase urique, et les calculs plus rares à base de silice (Fourcroy et Vauquelin), ou fibrineux (Marcel), etc. Ce sont là, en réalité, des lithiases négligeables en clinique et qui peuvent être considérées comme des curiosités. Il faut savoir en outre que, dans les cas où les calculs ont un certain volume, ils sont parfois de composition mixte, ayant par exemple un noyau formé d'urates, entouré d'une coque d'oxalate de chaux ou de phosphate ammonio-magnésien.

TRAITEMENT SPÉCIAL DES LITHIASES

LITHIASE URIQUE

La lithiase urique est la plus commune de toutes,
elle est assez facile à reconnaître en général. L'acide
urique peut former de gros calculs du volume d'une
noix, par exemple, de cassure rayonnée. Mais le plus
habituellement, en clinique, c'est sous forme de
graviers qu'il se présente à l'observation. Ces graviers sont de petite taille, ordinairement gros comme
une tête d'épingle, rougeâtres et anguleux. On ne
peut mieux les comparer qu'à certaines spécialités
pharmaceutiques présentées sous forme granulée
telles que le quinium Roy, par exemple. Au cours
de l'interrogatoire d'un malade, il est bon de pouvoir lui présenter de ces petits cristaux rougeâtres,
pour lui demander : « Rendez-vous des graviers
semblables à ceci. » Si l'on veut assurer le diagnostic
de gravelle urique, on examine au microscope la
poussière émise par le malade, on y reconnaît les
caractères des cristaux d'acide urique (ou d'urates
de soude plus habituellement). Ces cristaux tout
d'abord ont une teinte rouge orange déjà assez
caractéristique. Mais cette teinte n'est, il faut le
savoir, qu'une coloration empruntée. L'acide urique
est blanc par lui-même, comme on peut s'en assurer

en examinant les excréments des oiseaux ; dans l'urine humaine, la coloration rouge tient à ce qu'il fixe avec avidité les pigments urinaires, tels que l'urochrome, et surtout le pigment rouge. La forme la plus caractéristique qu'ils affectent au microscope est celle d'un fuseau, d'un tonnelet, ou plus exactement d'une pierre à aiguiser. On peut trouver éga-

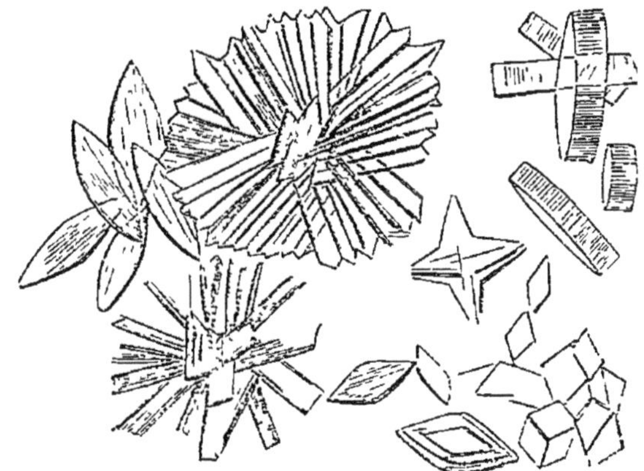

Fig. 2. — Cristaux d'acide urique.

lement des cristaux de formes variables, comparables à des épines, à des rosaces, etc. L'urate de soude se montre sous forme de globules hérissés de piquants, rappelant une châtaigne ou un hérisson mis en boule. Les urates se dissolvent par la chaleur qui est sans action appréciable sur l'acide urique.

Chimiquement, on peut reconnaître l'acide urique et les urates au moyen de la réaction dite de la murexide, qui est très simple et qui peut être utilisée en clinique. On chauffe dans une capsule de porcelaine les cristaux additionnés d'un peu d'acide nitrique, il se dégage des vapeurs nitreuses, et il reste un résidu qui prend une belle coloration rouge pourpre, quand on le met en contact avec quelques gouttes d'ammoniaque étendue.

Pour se rendre un compte exact de la pathogénie de la lithiase urique, il serait important de connaître où et comment se forme l'acide urique dans l'organisme. Mais on n'a à cet égard que des renseignements incomplets. On admet en général, depuis Liebig, qu'il est un produit de combustion incomplète des albuminoïdes, une sorte d'urée insuffisamment oxydée, ce qui ne serait pas absolument exact. Il paraît provenir surtout de la désassimilation des nucléines et plus spécialement peut-être de la nucléine des globules blancs, car, dans la leucocythémie, l'acide urique est habituellement très augmenté et la gravelle même peut être observée. Le fonctionnement actif de la peau semble diminuer sa production, le foie aurait également une action sur la formation de cet acide, puisque la cirrhose amène des dépôts uratiques dans les urines.

Nous connaissons mieux les conditions physiologiques qui augmentent son excrétion et qui facilitent sa précipitation, car, pour que l'acide urique se dépose, il ne suffit pas qu'il soit excrété en plus grande abondance, il faut aussi que sa solubilité soit diminuée.

Cet acide est très peu soluble dans l'eau ; pour en dissoudre 1 gramme il faut 15 litres d'eau à 10°, ou environ 2 litres d'eau bouillante. Dans l'urine il se trouve à l'état d'urophosphates ou de quadriurates plus solubles. Les pigments urinaires paraissent également accroître sa solubilité. L'urée serait dans le même cas, un litre d'une solution à 10 p. 100 d'urée dissout plus de 2 grammes d'acide urique

(Rüdel); il se formerait probablement des urates d'urée soit neutres soit acides. Inversement, la concentration et l'acidité exagérée des urines facilitent sa précipitation. Les urates sont plus solubles que l'acide urique ; d'une façon générale les urates neutres sont plus solubles que les urates acides, et, parmi ces divers sels, les urates de potasse sont plus solubles que les urates de soude. Ainsi :

L'urate neutre de potasse se dissout dans 44 parties d'eau froide.
    —   soude   —   77   —
L'urate acide de potasse   —   800   —
    —   soude   —   1200   —

L'alimentation, est de toutes les causes hygiéniques ou physiologiques, celle qui agit le plus sur la production de cet acide. Un régime exclusivement azoté peut en faire excréter jusqu'à 2 grammes par jour au lieu de $0^{gr},50$ en moyenne. Le café, le chocolat, peut-être aussi l'alcool et la glycérine augmentent également sa quantité. La crise polyurique, qui suit souvent les repas, élimine une forte proportion d'acide urique, mais, dans ce cas, celui-ci est facilement tenu en dissolution par les urines qui sont faiblement acides parfois même alcalines. L'eau, ingérée en quantités abondantes, diminue l'excrétion de l'acide urique, mais, comme simultanément elle accroît la quantité d'urée éliminée, il est probable qu'elle active les combustions intra-organiques et diminue ainsi la production de l'acide urique dans le sang ou les tissus. Inversement, les boissons alcooliques, sucrées, acides et gazeuses, telles que le champagne, le cidre, l'eau de Seltz, exagèrent son excrétion.

Le travail cérébral donne lieu à une formation abondante d'acide urique, tandis qu'au contraire le travail musculaire fait diminuer l'acide urique et augmente l'urée.

Cependant, lorsque le travail musculaire est excessif, on voit l'acide urique se précipiter dans les urines ; cela tient non pas à ce qu'il s'en forme davantage comme le pensait Ranke, mais à ce que, comme l'a fait remarquer Prout, les urines se sont concentrées sous l'influence des sudations exagérées et n'ont plus pu tenir l'acide urique à l'état de solution. Les bains froids augmentent la production de l'acide urique, peut-être parce qu'ils diminuent momentanément les fonctions de la peau, et en effet les bains chauds, malgré la sudation, font baisser le chiffre de l'excrétion urique.

Parmi les maladies qui augmentent l'excrétion de l'acide urique nous trouvons les dyspepsies et plus particulièrement les dyspepsies acides ou l'hyperpepsie, la cirrhose, les dyspnées cardiaque ou emphysémateuse, et même la pneumonie, l'asphyxie et surtout l'intoxication par l'oxyde de carbone, la leucocytémie, les maladies cutanées qui diminuent les fonctions de la peau, comme l'ichtyose, certains troubles nerveux tels que la folie à forme dépressive.

Les renseignements qui précèdent, outre qu'ils nous fournissent d'intéressantes indications pour le traitement de la gravelle, nous expliquent en partie sa pathogénie. La lithiase rénale paraît être surtout une affection de l'âge moyen de la vie. Le Dentu fait pourtant remarquer que tel calcul qui produit des accidents vers trente ou quarante ans pourrait bien avoir commencé à se former pendant l'enfance. Mais les faits qu'il vise se rapportent aux gros calculs du rein, à la lithiase chirurgicale, qui, à beaucoup

d'égards, diffère de la gravelle ou lithiase médicale.
Pour des raisons inconnues, la gravelle est environ
quatre fois plus fréquente chez l'homme que chez la
femme, tandis qu'au contraire la lithiase biliaire est
surtout commune dans le sexe féminin. L'association de ces deux lithiases n'est pas extrêmement
rare chez le même individu. L'hérédité joue un
grand rôle dans l'étiologie de la gravelle, et se
retrouverait chez les ascendants ou collatéraux dans
le tiers des cas (Debout d'Estrées). Mais, si l'on ne
trouve pas la gravelle elle-même chez les parents
d'un graveleux, on peut y rencontrer d'autres maladies appartenant comme elle à la diathèse arthritique (goutte, obésité, diabète, asthme, eczéma, migraine, etc.), affections que Bouchard attribue à un
ralentissement de la nutrition. Ces maladies d'ailleurs peuvent chez le même sujet coexister avec
la lithiase. La gravelle relève donc souvent d'une
cause diathésique. Mais ce mot diathèse doit-il
représenter une simple formule exprimant un rapport de coexistence de plusieurs maladies chez
le même individu ou la même famille. Est-ce une
simple prédisposition mystérieuse à une catégorie de maladies ? N'est-il pas plus juste de penser
que c'est déjà une maladie véritable qui peut avoir
de longues périodes de latence ? Un goutteux, un
asthmatique, un migraineux, etc., ne sont certainement pas des sujets sains dans l'intervalle de
leurs accès de goutte, d'asthme ou de migraine.
Pendant les périodes intercalaires, leur organisme
est le siège de troubles non perçus, d'ordre chimique
probablement. L'accès ne survient sans doute que
lorsque ces troubles ont dépassé une certaine limite.

Cette courte discussion n'a pas simplement un inté-

rêt théorique et spéculatif, elle conduit à des conclusions pratiques importantes. En effet, si la diathèse
arthritique est en réalité une maladie, malgré
l'absence de symptômes gênants pour le malade,
elle n'est peut-être pas si latente que la sagacité du
médecin ne puisse la déceler et la combattre avant
qu'elle n'ait donné lieu à des accidents bruyants.
Et en effet Bouchard nous a appris à reconnaître
les caractères de la nutrition retardante, qui est en
quelque sorte l'essence de la diathèse dite arthritique : lenteur du retour au poids primitif après
l'ingestion des aliments, refroidissement nocturne
exagéré avec sensation de fatigue au réveil, insuffisance des excrétions, apparition dans les excrétions
de produits d'oxydation incomplète tels que les
acides urique, oxalique, etc. L'acidité exagérée des
urines, la diminution de l'alcalescence du sang
s'observent en effet dans la lithiase urique comme
dans les autres manifestations de la diathèse
arthritique. Le Gendre signale même l'hyperchlorhydrie comme une des manifestions de cette dyscrasie acide. Mais là nous touchons à un sujet
brûlant, qui peut recevoir une autre interprétation.
Hayem considère plus volontiers l'hyperchlorhydrie
ou plus exactement l'hyperpepsie comme le phénomène primitif, et il se demande si, dans bien des cas,
la diathèse, trouble de la nutrition, n'est pas le
résultat de la dyspepsie, trouble de l'alimentation.
Que les produits d'une digestion défectueuse vicient
les échanges nutritifs et amènent la formation de
produits excrémentiels défectueux, cela n'a rien
qui puisse surprendre. Les graveleux sont souvent, en effet, des dyspeptiques d'ancienne date et,
comme les formes latentes des dyspepsies ne sont

pas rares, il sera important dans un cas de lithiase urinaire de rechercher les troubles digestifs peu accusés, non seulement pour y voir une des causes secondaires de la lithiase, mais aussi pour en tirer les indications d'une thérapeutique pathogénique. Bien que cette théorie soit très séduisante, nous croyons plutôt que la dyspepsie et l'hyperchlorhydrie sont la conséquence de l'arthritisme.

Outre ces causes diathésiques, d'autres causes résultant d'erreurs hygiéniques peuvent produire la lithiase urique. Ces causes sont une alimentation trop copieuse et surtout trop riche en principes azotés, l'ingestion de boissons où l'eau a une part insuffisante, tandis que l'alcool, le sucre, les acides y sont trop prédominants; ce sont encore un excès de travail cérébral, l'insuffisance d'exercice musculaire, ou au contraire le surmenage, la vie sédentaire dans un espace confiné, le froid qui restreint le fonctionnement de la peau et oblige à une alimentation excessive et, par contre, les sudations exagérées surtout dans les pays chauds où leurs effets nocifs s'associent avec une alimentation généralement plus abondante qu'il ne serait nécessaire. On peut résumer cette étiologie par cette formule : disproportion entre l'alimentation et les combustions organiques, d'où formation de produits insuffisamment oxydés. Une comparaison nous fera comprendre. Dans un foyer, le maximum de chaleur est obtenu lorsque les combustions sont complètes et ne donnent ni fumée, ni oxyde de carbone; pour cela il importe d'avoir relativement peu de combustible avec une ventilation énergique. Les produits insuffisamment oxydés (fumée, oxyde de carbone) peuvent être obtenus soit par une surcharge exagérée de combustible, soit par le tirage restreint amenant la combustion lente. Dans l'organisme humain également, l'insuffisance des oxydations peut résulter d'une alimentation surabondante ou d'un exercice insuffisant brûlant incomplètement les matériaux nutritifs. C'est ainsi que la gravelle comme la goutte, comme l'arthritisme, sont l'apanage des individus appartenant aux classes dirigeantes, oisifs ou travaillant plus de leur cerveau que de leurs muscles, riches, souvent dyspeptiques ou gros mangeurs. On sait que Suétone donnait à la goutte le nom de « *morbus dominorum* ». Les efforts du médecin devront donc tendre à rétablir l'équilibre entre l'alimentation et les combustions intra-organiques. A côté de ces causes, dépendant de notre volonté, nous pouvons encore signaler une intoxication, le saturnisme qui prédispose à l'uricémie et à la goutte.

Faut-il admettre en outre des causes locales, quelque chose d'analogue au catarrhe lithogène de Meckel, une lésion des voies urinaires amenant la précipitation des urates? Cette hypothèse est légitimée par ce fait que les graviers ne sont pas exclusivement formés d'acide urique ou d'urates, mais qu'ils contiennent une matière albuminoïde. Cette matière organique, étudiée par Ultzmann, Ebstein, est surtout formée de mucus, de cellules épithéliales, de fibrine et constitue le centre des graviers. Il semblerait ainsi qu'elle est antérieure à la précipitation des urates, et que par conséquent la lithiase est la conséquence d'un catarrhe des épithéliums du rein et des premières voies urinaires. Ce catarrhe serait peut-être même d'origine bactérienne (Kühne, Recklinghausen, Galippe). Mais ces faits paraissent se rapporter plutôt aux gros calculs qu'à la gravelle.

En tout cas, Ebstein lui-même, en collaboration avec Nicolaïer est arrivé à produire une lithiase expérimentale en faisant ingérer à des animaux une substance voisine de l'acide oxalique, l'oxamide. Or les calculs d'oxamide, qui se forment dans les reins et les uretères, ont une charpente organique. Dans ces expériences, il est impossible d'admettre que le catarrhe soit la cause première de la lithiase. Tufflier, qui a réussi des expériences de contrôle avec la même substance, a vérifié la même particularité; de plus avec l'aide de Chantemesse et Widal il a pu s'assurer que ces calculs étaient aseptiques. Nous en conclurons donc que la présence d'une matière albuminoïde dans les calculs n'est pas une preuve certaine de catarrhe lithogène, et que la gravelle peut résulter exclusivement de causes chimiques.

Tels sont les documents généralement considérés comme exacts, sur lesquels est fondé le traitement classique de la lithiase urique. Dans ces dernières années on a émis diverses opinions diamétralement opposées aux précédentes, qui ont conduit à des thérapeutiques de tous points contraires aux pratiques usuelles, nous les signalerons à l'occasion.

D'après ce qui précède, on a pu voir que les prescriptions hygiéniques doivent tenir la première place dans le traitement de la gravelle urique. On aura recours à tous les procédés physiologiques que nous avons vus capables de restreindre la formation de l'acide urique et de faciliter sa dissolution. On devra tout d'abord rechercher si la lithiase urique n'a pas une cause pathologique, une dyspepsie par exemple, qu'il faudra traiter tout d'abord pour éviter la formation et la précipitation de nouveaux cristaux d'urates.

Comme alimentation, on devra recommander aux malades de manger modérément de façon à ne pas encombrer l'organisme de produits qui ne pourraient subir une combustion complète. Les légumes verts cuits, sauf l'oseille, devront être recommandés de même que les carottes, les choux, les artichauts. Les féculents, tels que châtaignes, haricots, pois, lentilles, etc., seront avantageux pourvu que les malades les digèrent facilement. Les pommes de terre, à cause de leur richesse en sels de potasse, seront spécialement conseillées. Les fruits, pourvu qu'ils ne soient pas trop acides, seront avantageux, le raisin en particulier. Les graisses sont recommandées par Ebstein, par contre l'alcool devra être pris en petite quantité, les liqueurs devront être proscrites, la bière ne sera permise qu'en petites quantités, le vin devra être coupé des deux tiers ou mieux des trois quarts d'eau. L'eau devra être prise en abondance, autant que possible en dehors des repas, de façon à maintenir la quantité des urines émises aux environs d'un litre et demi par jour ou même davantage.

Les viandes sont habituellement permises avec modération, de façon à fournir à l'organisme la quantité d'albuminoïdes qui lui sont nécessaires, sans la dépasser d'une façon exagérée. Mais, à cet égard, Pfeiffer a récemment émis une opinion contradictoire, partagée par Salkowski, Dapper, Mendelsohn, Granville. Ces auteurs conseillent, au contraire, une alimentation riche en viande, se fondant sur les considérations suivantes. Il est inexact tout d'abord que la viande exagère la formation de l'acide urique. Si un sujet, faisant un usage habituel d'une alimentation mixte, se met brusquement au régime carné absolu, on voit en effet l'acide urique augmenter tout d'abord dans les urines, mais, au bout de quelques jours, sa quantité tombe au-dessous de la normale, tandis que l'urée augmente (Granville). D'après Pfeiffer, ce seraient surtout les hydrocarbures (sucre et fécule, le pain en particulier) qui donneraient naissance à l'acide urique; le lait et surtout le lait tourné ou le petit lait seraient nuisibles, ainsi que l'alcool. D'après Mendelsohn ce seraient surtout les nucléines de l'organisme qui fourniraient l'acide urique, une alimentation carnée serait par suite nécessaire pour réparer les pertes subies de ce fait par l'organisme. Ces opinions, en contradiction si flagrante avec les opinions classiques, montrent tout au moins que nous connaissons mal la physiologie de l'acide urique. D'ailleurs, il faut bien dire que le traitement de Pfeiffer vise plutôt la goutte que la lithiase urique; ces deux affections quoique très voisines peuvent avoir une thérapeutique à quelques égards différente.

Un point, par exemple, où l'accord paraît unanime, c'est l'utilité des exercices musculaires au grand air. Bouchardat recommandait tout spécialement la gymnastique des bras, qui donne plus d'amplitude aux mouvements inspiratoires. D'ailleurs, quand on soulève une haltère, le bras n'est pas seul à la porter, le tronc et les membres inférieurs doivent se contracter également. Pour que la marche puisse activer les oxydations intra-organiques, il sera bon de la conseiller rapide; en effet, l'énergie nécessaire à un travail donné croît en proportion du carré de la vitesse.

Très importants, également, paraissent les soins de la peau. Nous avons vu que l'excrétion de l'acide

urique est en raison inverse du fonctionnement de
la peau. Il faudra donc conseiller aux malades les
lotions à l'éponge, les frictions, le massage. Bouchardat conseillait chaque semaine de un à trois
bains contenant :

> Carbonate de potasse. . . . . . . 100 grammes.
> Essence de lavande.   2   —
> Teinture de benjoin vanille . . .   5   —

La médication véritable de la gravelle urique consiste dans l'emploi des **alcalins** qui furent conseillés
déjà au xv⁰ siècle par Basile Valentin. On les prescrit actuellement dans l'espoir de transformer l'acide
urique, très peu soluble, en urates neutres qui sont
les plus solubles.

D'ailleurs, l'acide urique se dissout dans les alcalis,
en particulier la potasse et surtout la lithine, et,
dans certains sels, tels que le bicarbonate et l'acétate
de potasse, le borax, le phosphate et le lactate de
soude.

Cependant, d'après Roberts, l'alcalinité trop
grande du milieu amènerait la précipitation des
urates, sous forme de biurates moins solubles que
les quadriurates. Il va presque jusqu'à dire que la
dissolution des urates se fait d'autant mieux que la
liqueur alcaline est moins concentrée et se rapproche
plus de l'eau pure. La solution de carbonate de
potasse la plus active, d'après lui, est celle qui contient 3 grammes de ce sel pour une pinte d'eau; elle
dissoudrait 20 p. 100 d'un calcul urique par vingt-
quatre heures. D'ailleurs, il importe de ne pas alca-
liniser les urines; car on amènerait la précipitation
des phosphates et carbonates.

Comme nous l'avons vu, les urates de potasse sont

plus solubles que les urates de soude; aussi, en Angleterre, donne-t-on la préférence aux *sels de potasse* dans le traitement de la gravelle. Roberts conseille la liqueur de potasse de la pharmacopée anglaise à la dose de $0^{gr},50$ à 1 gramme dans un verre d'infusion d'écorce d'orange, et surtout le citrate de potasse à la dose de 12 à 16 grammes. Dujardin-Beaumetz, qui préfère cependant les sels de soude, indique la formule suivante :

Citrate de potasse. . . .	12 à 15 grammes.	
Infusion d'arenaria rubra.	90	—
Sirop des cinq racines. .	30	—

On peut employer encore l'acétate de potasse (10 grammes au maximum) et les carbonates.

De ces derniers, le sous-carbonate de potasse, très caustique, ne peut être employé qu'à des doses de $0^{gr},10$ à $0^{gr},24$ et encore dans une solution très étendue ; le bicarbonate plus maniable peut être prescrit à des doses variant de 1 à 5 grammes. Bouchardat, en faisait la base de sa « tisane alcaline ».

Bicarbonate de potasse . . . ⎫		
Teinture de vanille . . . . . ⎬ ââ	1 gramme.	
— de cannelle . . . ⎭		
Sirop simple.	100	—
Eau	1000	—

En France, d'après les expériences de Bouchard, on redoute un peu la potasse à cause de sa toxicité assez grande, soixante fois plus considérable que celle de la soude. Aussi, employons-nous plus volontiers la *soude*, sous forme de bicarbonate ou d'eaux minérales bicarbonatées sodiques. Dujardin-Beaumetz conseille des doses de 2 à 3 grammes par jour au plus, et recommande surtout les eaux minérales : Vals (Saint-Jean), Vichy (Hauterive, Célestins, Saint-

Yorre), le Boulou, Velleron, Chaudes-Aigues et, à l'étranger, Ems et Bilin. Bouchardat recommandait le bicarbonate de soude pris au repas avec des vins blancs de bourgogne un peu acides, de façon à former des tartrates de soude et de potasse très diurétiques.

Pour éviter les inconvénients des alcalins sur la digestion, Stroschein a proposé sous le nom d'*uricédine* un mélange pulvérulent dont voici la composition :

Sulfate de soude	27,5
Chlorure de sodium.	1.6
Citrate de soude	67.0
Citrate de lithine.	1,9

On le préparerait en versant sur du jus de citron un mélange d'acides sulfurique et chlorhydrique, puis en ajoutant du carbonate de soude, de façon à conserver une légère réaction acide à la préparation.

L'uricédine est très soluble dans l'eau et peut être prise longtemps sans inconvénients à la dose de 20 grammes par jour ; elle provoque parfois un peu de diarrhée. Mendelsohn, qui la recommande, fait remarquer que sa solution est acide, mais que les citrates, s'éliminant sous forme de carbonates alcalins, maintiénnent les urates à l'état de dissolution.

L'alcali le plus employé contre la gravelle urique est peut-être la *lithine* malgré son prix élevé. C'est sous forme de carbonate qu'on l'utilise : 1 gramme de carbonate de lithine permet de dissoudre 4 grammes d'acide urique dans 90 grammes d'eau. Dujardin-Beaumetz conseille des doses de $0^{gr},50$ à 1 gramme par jour. Charcot allait jusqu'à 2 grammes, mais ce serait là une dose trop forte amenant rapidement la dyspepsie. Ce sel est peu soluble dans l'eau ; aussi faut-il le faire prendre dans de l'eau de Seltz ou l'associer à une certaine quantité d'acide citrique. Ce mélange versé dans l'eau dégage de l'acide carbonique tandis qu'il se forme un citrate de lithine qui reste en solution. On peut employer également les eaux minérales lithinées, quoique cette base y soit en quantités relativement faibles : Salzschlirf (0^{gr},160 de lithine évaluée en chlorure), Santenay (chlorure de lithium 0^{gr},093), Bourbonne (0^{gr},089), Royat-Saint-Mart et Châteauneuf (0^{gr},035), Chatel-Guyon (0^{gr},028), etc.

On a proposé récemment, dans le traitement de la goutte et de la gravelle, un alcaloïde extrait de la houille, la pipérazidine ou *pipérazine*. Préparée d'abord par une fabrique allemande de produits chimiques, la maison Schering, elle avait été dénommée spermine, les fabricants croyant avoir reproduit par synthèse la spermine de Schreiner ; et, en effet, la composition centésimale de ces deux substances est identique. Mais l'assimilation n'était pas complètement exacte, la spermine est une éthylène-amine (Ladenburg et Abel), tandis que la pipérazine est une diéthylène-diamine (Hofmann) ; mais, par polymérisation, la spermine peut se transformer en pipérazine, deux molécules de la première s'unissant pour former une molécule de la seconde.

En raison de cette parenté, la pipérazine avait été tout d'abord employée dans le traitement des affections mentales, comme succédané de la spermine et des injections de suc testiculaire. C'est un Français, Vogt, qui a montré qu'elle était un dissolvant remarquable de l'acide urique. Tandis que l'urate de lithine n'est soluble que dans 368 fois son poids d'eau ; l'urate de pipérazine est soluble dans 50 fois son poids d'eau, il est donc environ sept fois plus soluble.

De plus, la pipérazine neutralise 12 fois plus d'acide urique que la lithine (Tarchanow). D'après Ebstein et Sprague, elle n'est ni toxique, ni caustique et augmente la quantité d'urée excrétée ; pour Stewart même elle transformerait une partie de l'acide urique en urée. Pour Biesenthal et Schmidt, elle traverse l'organisme sans être décomposée et ne rend pas les urines alcalines, aussi n'exposerait-elle pas à la précipitation des phosphates dans les voies urinaires. Ces auteurs conseillent une solution de 1 gramme de pipérazine dans 500 grammes d'eau, solution presque insipide. Ils pensent même que la pipérazine dissout les matières albuminoïdes qui forment la trame organique des calculs, de sorte qu'elle serait capable de fragmenter les calculs d'oxalate de chaux ou de phosphates.

Mendelsohn, par contre, est beaucoup moins enthousiaste ; il a constaté que dans l'eau la pipérazine dissout en effet l'acide urique, mais que dans l'urine elle était sans action sur cet acide. De nouveaux essais sont indispensables pour se faire une opinion sur l'efficacité de ce médicament dans la gravelle urique.

Sur cette question du traitement alcalin de la lithiase et de la goutte, comme sur le régime alimentaire, nous devons signaler des pratiques s'écartant des habitudes classiques. Mortimer Granville considère que certains acides (nitrique, chlorhydrique) sont préférables aux alcalins. Il recommande spécialement l'acide vanillique sous forme de teinture pure de vanille donnée à la dose de 4 grammes.

L'iode surtout, sous forme d'iodo-caféine, serait également un excellent médicament pour activer l'élimination de l'acide urique.

Le *phosphate acide de soude* est un médicament facilitant l'élimination de l'acide urique, puisque, par son association à cet acide, il donne naissance à des urophosphates facilement solubles. Pour cette raison, il a été conseillé récemment dans le traitement de la goutte. Pour éviter ses effets purgatifs, il faut se borner à des doses de 10 grammes par jour. Signalons en outre le silicate de soude et le borax.

Certains composés organiques, tels que les acides *benzoïque* et quinique, s'éliminent par les reins sous forme d'acide hippurique. C'est dans le rein lui-même que s'effectue cette transformation par l'union de l'acide benzoïque au glycocolle avec perte d'une molécule d'eau, sous l'influence de ferments sécrétés par les cellules épithéliales. C'est à l'acide benzoïque des plantes qu'est due la présence de l'acide hippurique dans les urines des herbivores. Comme l'acide hippurique est plus soluble que l'acide urique (1 gramme se dissout dans 600 grammes d'eau à 0°) et que les hippurates alcalins sont très solubles, on a proposé les benzoates dans le traitement de la lithiase urique. Ces sels ont-ils la propriété de transformer en acide hippurique, soit l'acide urique, soit les matériaux qui servent à sa constitution ? Cela n'est pas démontré. D'ailleurs, le lait serait à cet égard préférable, puisque le régime lacté peut faire monter à 2 grammes la quantité d'acide hippurique des urines (Bouchardat). Quoi qu'il en soit, l'acide benzoïque ou ses sels de soude, de lithine, etc., sont des médicaments fréquemment prescrits dans la gravelle, seuls ou associés au phosphate acide de soude.

Potion benzoïque (Bouchardat).

Acide benzoïque. . . . de 1 à 5 grammes.
Phosphate de soude .   10   —
Eau distillée.   100   —
Sirop simple.   30   —

A prendre en trois ou quatre fois dans la journée.

Dujardin-Beaumetz prescrit le benzoate de soude à la dose de 0^{gr},20 à 0^{gr},30 par jour.

La *glycérine*, entre les mains de Ferrand, a donné, on le sait, de bons résultats contre les coliques hépatiques. Herrmann vient de la conseiller également dans le traitement de la lithiase urique, s'appuyant sur des recherches de Colosantis d'une part, qui avait démontré la solubilité de l'acide urique dans la glycérine, et de Castillon, Horbaczewski, d'autre part, qui ont vu qu'une partie de la glycérine s'élimine en nature par les urines. Il prescrit la glycérine pure à des doses de 50 à 100 centimètres cubes par jour. On peut utiliser la formule de Ferrand modifiée.

Eau. . . . . 100 grammes.
Glycérine. . . . . -50   —
Eau de laurier-cerise   10   —

La glycérine suffit à sucrer la potion sans addition de sirop.

Voici les observations faites par Herrmann : aux doses de 100 grammes, la glycérine paraît être mal supportée par les dyspeptiques avec hyperacidité. Elle provoque parfois de la diarrhée, et dans un cas elle produisit une sorte d'ébriété. Sur les 14 malades de Herrmann, 10 rendirent dans la journée un certain nombre de graviers avec des sables, quelques-uns éprouvèrent pour cette raison des coliques néphrétiques qui auraient été légères. La glycérine paraît donc capable de balayer les calculs comme le fait l'eau prise en abondance. D'ailleurs, les malades soumis à ce traitement ont une soif vive et boivent beaucoup. Herrmann pense que la glycérine déshydrate les tissus et entraîne avec elle par les reins une notable quantité d'eau. Sous son influence, les urines prennent une apparence visqueuse, due probablement à une sécrétion abondante de mucus. Ce mucus, englobant les calculs, leur permettrait de franchir les uretères sans causer trop de douleurs. Peut-être aussi la glycérine provoque-t-elle des contractions spasmodiques du bassinet analogues à celles de l'intestin sous l'action des lavements glycérinés ? En somme, ce médicament pourrait être essayé.

LITHIASE OXALIQUE

L'oxalate de chaux, qui constitue la lithiase oxalique, forme parfois dans la vessie de gros calculs extrêmement durs.

Quand il se présente sous forme de gravelle, il affecte la forme de sables d'une teinte gris bleuâtre, qui se distinguent ainsi à l'œil nu des cristaux rouges d'acide urique. Ce sable est souvent tellement fin qu'il ressemble dans l'urine à un dépôt de mucus. Mais, tandis que la surface du dépôt de mucus est égale, plane et légèrement bombée, celle du dépôt d'oxalate de chaux est inégale, mamelonnée et présente des aspérités et des dépressions (Boursier). Ce

dépôt est quelquefois brillant, comme pailleté ; dans
d'autres cas, il est noirâtre ou brunâtre. Les graviers
plus volumineux ont souvent l'apparence de grains
de plomb plus ou moins rugueux, assez durs.

Au microscope, les cristaux d'oxalate de chaux sont
très brillants et réfractent fortement la lumière, leur
forme caractéristique est celle d'une enveloppe de
lettre. Cette apparence tient à la vue en projection

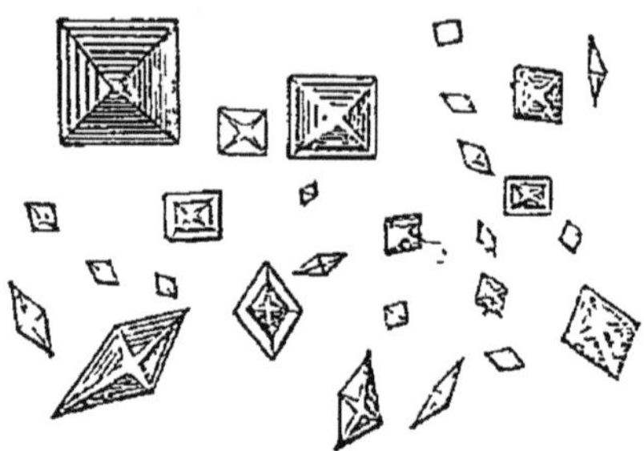

Fig. 3. — Cristaux d'oxalate de chaux.

de deux pyramides rectangulaires accolées par leur
base.

Chimiquement, si on les chauffe dans de l'acide
sulfurique, ils donnent lieu à un dégagement de gaz
formés d'acide carbonique et d'oxyde de carbone.
Ils se dissolvent lentement dans les acides chlorhydrique ou nitrique, ce qui les distingue de l'acide
urique, d'ailleurs ils ne donnent pas la réaction de
la murexide.

L'oxalate de chaux a été signalé pour la première
fois dans les calculs par Bergmann en 1781 et dans
les sédiments urinaires par Brugnatelli en 1787.
L'oxalurie, considérée comme maladie spéciale, a été
décrite par Brandes, elle a fait depuis l'objet de divers
travaux ; parmi les plus récents, nous signalerons
ceux de Fürbringer, de Bouchard et de Boursier

(de Contrexéville). Les urines contiennent souvent un excès d'urée, semblant indiquer une dénutrition qui explique l'émaciation des malades ; les phosphates et les urates sont souvent aussi en quantité exagérée ; l'oxalurie paraît d'ailleurs avoir des parentés très étroites avec la gravelle urique et la goutte, elle est presque constante dans la goutte (Prout, Rayer, N. Gallois). L'hématurie serait fréquente, mais ne se caractériserait souvent que par la présence de quelques globules rouges, visibles au microscope. Elle serait due plutôt à de la congestion rénale qu'à des déchirures produites par les calculs.

Dans l'oxalurie, les troubles digestifs sont tellement fréquents, que cette affection paraît devoir être considérée moins comme une maladie autonome que comme un symptôme de certaines formes de dyspepsie. Hayem a trouvé en effet des dépôts d'oxalate de chaux dans les urines de nombreux dyspeptiques. Les troubles nerveux sont fréquents et affectent en général le type de la neurasthénie. On peut observer aussi des migraines et des troubles de la vue (Frick, Bouchardat). Les malades ont de la somnolence dans la journée. Le matin au réveil ils sont plus fatigués que le soir en se couchant, parce que le sommeil, diminuant les oxydations, laisse les acides s'accumuler dans l'organisme (Bouchard).

La gravelle oxalique donne lieu à des coliques néphrétiques plus fréquentes et plus douloureuses que celles de la gravelle urique et accompagnées souvent d'hématurie. Les douleurs sourdes sont surtout fréquentes le matin ; d'après Boursier, il suffit souvent de faire boire le malade au réveil pour les atténuer ou les faire disparaître. Elles tiendraient à la concentration de l'urine à la fin de la nuit. L'urine paraît en effet irritante, car elle oblige la vessie à des mictions fréquentes et donne parfois une sensation de cuisson dans le canal.

Dans l'oxalurie persistante, les troubles de la nutrition générale sont souvent très marqués. Les malades maigrissent. L'acide oxalique, en raison de son affinité pour la chaux, dissocie les phosphates de chaux faisant partie intégrante des éléments anatomiques, et amène leur élimination sous forme de phosphate monocalcique soluble (Bouchard).

Les calculs vésicaux d'oxalate de chaux sont plus fréquents chez les enfants et les vieillards que chez les adultes. Ils s'observent surtout chez les enfants de la campagne ou des classes pauvres, mal nourris ou soumis trop tôt à la même alimentation que leurs parents, alimentation souvent grossière et indigeste. Quant à la gravelle oxalique et à l'oxalurie, elles se montrent au moins aussi fréquemment chez les adultes, les hommes surtout et à peu près dans les mêmes conditions que la lithiase urique. Ainsi, les travailleurs intellectuels des villes, sédentaires, mangeant vite, digérant mal, se mettant au bureau au sortir de la table en sont assez communément atteints. La dyspepsie paraît en effet une des causés ordinaires de cette affection. Sur 66 malades, Boursier la signale 33 fois, c'est-à-dire dans la moitié des cas. Il établit son diagnostic sur l'existence de signes tels que perte d'appétit, gastralgie, digestions lentes, diarrhée, etc. Mais si l'on tenait compte du grand nombre des dyspepsies latentes, on trouverait sans doute une proportion plus considérable. L'oxalurie serait assez fréquemment associée à la glycosurie (Prout, Begbie, Cantani, Calmette). Dans les antécédents des oxaluriques, on trouverait assez fréquemment le paludisme (Kaddour, Calmette, Boursier), peut-être agit-il par l'intermédiaire d'altérations du foie. L'emphysème (Lehmann), par suite d'une asphyxie chronique, produirait aussi l'oxalurie. Reale et Boeri ont en effet montré que l'asphyxie donnait lieu à la formation d'oxalate de chaux. L'oxalurie est assez commune dans la convalescence des maladies aiguës (fièvre typhoïde scarlatine, rhumatisme, etc.) et dans des états chroniques, tels que la phtisie apyrétique, la goutte, l'obésité.

Il en est de l'hérédité de la gravelle oxalique comme de celle de la gravelle urique. La maladie peut se transmettre des ascendants aux descendants. Mais, le plus souvent, ce qu'on trouve c'est une hérédité indirecte. Les parents de l'oxalurique sont des goutteux, des graveleux, des diabétiques, des obèses, des eczémateux, etc. En somme, l'oxalurie paraît devoir être rangée dans certains cas au nombre des maladies par combustions incomplètes.

La pathogénie de l'oxalurie comme celle de l'uricémie relève de deux ordres de causes, les unes alimentaires, hygiéniques ou physiologiques, les autres diathésiques ou pathologiques.

Pour l'oxalurie alimentaire, les conditions de sa production sont plus simples que pour l'uricémie. Ce sont les végétaux riches en oxalates qui lui donnent naissance. Lécorché et Dujardin-Beaumetz admettent même que telle est l'origine de toutes les gravelles oxaliques. Voici d'après Esbach les quantités d'acide oxalique contenues dans un kilogramme d'aliments végétaux divers, calculés frais :

1° *Epicerie et condiments.*

```
Cacao en poudre  . . . . . .   3 gr., 50 à 4 gr., 50
Chocolat . . . . . . . . . . . . . . .   0 gr., 90
Thé noir . . . . . . . . . . . . . . .   3 gr., 75
Thé infusion de 5 minutes  . . . . . . .   2 gr., 06
Poivre . . . . . . . . . . . . . . . .   3 gr., 25
Chicorée pour café . . . . . . . . . .   0 gr., 80
Café  . . . . . . . . . . . . . . . .   0 gr., 13
Cerfeuil. . . . . . . . . . . . . . .   0 gr., 035
```

2° *Végétaux et herbes cuites.*

```
Oseille. . . . . . . . . . . .   2 gr., 74 à 3 gr., 63
Épinards . . . . . . . . . .   1 gr., 91 à 3 gr., 27
Rhubarbe en branches. . . .  . . . . .   2 gr., 47
Betterave . . . . . . . . . . . . . .   0 gr., 39
Haricots verts. . . . . . . .   0 gr., 60 à 0 gr., 21
Salsifis . . . . . . . . . . . . . . .   0 gr., 07
Tomates. . . . . . . . . . . . . . . .   0 gr., 052
Carottes. . . . . . . . . . . . . . .   0 gr., 030
Céléri. . . . . . . . . . . . . . . . .   0 gr., 025
Choux de Bruxelles . . . . . . . . .  .   0 gr., 020
Choux blancs . . . . . . . . . . . . .   0 gr., 003
```

3° *Salades.*

```
Chicorée sauvage . . . . . . . . . . .   0 gr., 103
Barbe de capucin . . . . . . . . . . .   0 gr., 045
Escarole  . . . . .  . . . . . . . . .   0 gr., 017
Mâche. . . . . . . . . . . . . . . . .   0 gr., 016
```

4° *Farineux.*

```
Son de froment . . . . . . . . .  . . .   0 gr., 848
Haricots blancs . . . . . . . . . . . .   0 gr., 312
Farine de sarrasin. . . . . . . . . . .   0 gr., 171
Fèves de marais. . . . . . . . . . . .   0 gr., 150
Céleri-rave. . . . . . . . . . . . . .   0 gr., 135
Pain de bonne qualité  . . . . . . . .   0 gr., 047
Mie . . . . . . . . . . . . . . . . . .   0 gr., 020
Croûte. . . . . . . . . . . . . . . . .   0 gr., 013
Farine d'orge . . . . . . . . .  . . .   0 gr., 039
Farine de maïs . . . . . . . . . . . .   0 gr., 033
```

5° *Fruits.*

Figues sèches.	0 gr., 270
Groseilles.	0 gr., 130
Pruneaux	0 gr., 120
Prunes	0 gr., 070
Groseilles à maquereau	0 gr., 070
Framboises	0 gr., 062
Oranges et citrons.	0 gr., 030
Cerises	0 gr., 025
Fraises	0 gr., 012

Ne contiendraient pas d'acide oxalique ou n'en contiendraient que des traces :

Persil, farine de froment, farine de seigle, lentilles, pois, cresson, laitue, pommes, poires, abricots, figues fraîches, melon, raisin, vin rouge, bière, quinquina jaune.

Parmi ces derniers aliments, quelques-uns, les fruits en particulier, peuvent dans l'organisme donner naissance à de l'acide oxalique, par la combustion incomplète des acides tartrique, malique, etc., qu'ils contiennent. La bière, d'après Lehmann, serait dans le même cas. Mais ces combustions incomplètes relèvent d'un trouble nutritif qui fera l'objet de l'étude qui suit.

Les troubles de la nutrition, en effet, paraissent avoir une grande importance dans la production de l'oxalurie persistante, sans oxalates dans l'alimentation. Tout d'abord, l'acide oxalique est-il un élément normal de l'urine ? Schultzen a prétendu qu'on en trouvait toujours de $0^{gr},10$ à $0^{gr},70$. Ce n'est pas l'opinion courante. D'après Gautier, sa quantité peut varier depuis des traces jusqu'à $0^{gr},020$ seulement par litre, il peut même manquer. Existe-t-il dans le sang ? Garrod l'a signalé chez les goutteux; mais

chez les sujets sains, on ne peut arriver à l'y déceler.
D'après Dyce Duckworth et Leared, on pourrait
indirectement y démontrer sa présence. En effet,
si, à un sujet sain, on fait prendre 100 grammes d'eau
de chaux, l'oxalate calcique apparaît aussitôt dans
les urines. Il semble ainsi que l'acide oxalique
est incessamment versé dans le sang, mais qu'il s'y
oxyde immédiatement. La chaux, en le fixant, empê-
cherait sa destruction. Cette démonstration n'est
peut-être pas exempte de critiques. Retenons simplement que la chaux en excès peut provoquer de
l'oxalurie.

Nous avons vu que les dyspepsies peuvent donner
lieu à l'élimination d'oxalates par les urines. Le
mécanisme intime de leur action est mal connu, les
dyspepsies étant d'ailleurs encore en cours d'étude.
Les maladies du foie seraient dans le même cas.
Quels sont les aliments qui, par suite de troubles de
la digestion ou de la nutrition, peuvent donner naissance à de l'acide oxalique ? Il est probable que
presque tous les aliments, qu'ils soient ternaires
ou quaternaires, sont dans ce cas. Prout l'avait déjà
indiqué. En effet, l'oxydation incomplète des corps
gras, des fécules, des sucres et des acides végétaux
dont nous avons parlé fournit de l'acide oxalique.
Peut-être ces aliments agissent-ils en outre en acca-
parant pour leur combustion un excès d'oxygène et
en empêchant ainsi l'oxydation complète des albuminoïdes. Pour les corps azotés, il suffit de constater,
avec Liebig et Woehler, les relations qui existent
entre l'acide urique et l'acide oxalique, pour être
amené comme Golding-Bird à voir dans les albuminoïdes une des sources possibles des oxalates urinaires. L'acide urique en effet, en s'oxydant, peut

donner de l'acide mésoxalique, lequel se dédouble facilement en acide oxalique et en acide carbonique ou formique. D'après N. Gallois, ce serait même l'oxydation de l'acide urique dans l'organisme qui donnerait lieu à la formation de l'acide oxalique. Car, si l'on introduit dans l'organisme un excès d'acide urique ou d'urates, on produit de l'oxalurie. La leucine, la tyrosine, la créatine pourraient fournir aussi de l'acide oxalique. En somme, si l'acide oxalique n'est pas un élément normal de l'urine, ce n'est pas que les conditions alimentaires manquent à sa production, c'est que les échanges nutritifs normaux suivent une marche dont le terme n'est pas l'acide oxalique, ou bien que cet acide est détruit dans l'organisme. Sa présence dans les urines indique par suite un trouble profond de la nutrition. Elle semble même indiquer une perversion nutritive plus grande que l'uricémie, une véritable dénutrition. Les oxaluriques sont en même temps des uraturiques, et, quand l'état s'améliore, ils semblent souvent passer par une phase d'uraturie simple sans oxalurie.

La lithiase oxalique peut-elle se produire sans oxalurie ? Schmidt l'a soutenu. D'après lui, l'épithélium de l'appareil urinaire sécréterait un oxalate albumino-calcaire, qui, sous l'influence des acides urinaires, se décomposerait et laisserait précipiter de l'oxalate de chaux.

- Owen Rees admettait même que l'acide oxalique pouvait se former dans les urines après l'émission, par suite de l'oxydation des urates, ce qui n'est pas démontré.

Le traitement de la lithiase oxalique comportera plusieurs indications.

Une des causes de l'oxalurie, de l'oxalurie transitoire surtout, étant l'alimentation, il importe de ne
pas donner aux malades des aliments contenant de
l'oxalate de chaux : cacao, thé, oseille, épinards,
rhubarbe, mets poivrés, etc., dont nous avons donné
l'énumération, ni d'aliments pouvant en produire
facilement dans l'organisme : fruits acides, sucre.
Les vins de Champagne, de la Moselle, les bières
riches en acide carbonique, devront être décon-
seillés. On prescrira surtout ceux des légumes verts
qui contiennent le moins d'oxalates ou qui n'en contiennent pas. Le vin rouge de Bordeaux, les féculents et les viandes, devront être pris en quantités
modérées, de façon à ne pas fournir une surcharge
de produits que l'organisme ne pourrait brûler
complètement. Le lait comme boisson sera très
avantageux, car il ne contient pas trace d'acide
oxalique et, en outre, il améliore la digestion.

Les prescriptions tendant à activer les oxydations
auront une importance égale : exercices au grand
air, marches, promenades, ascensions, gymnastique,
grands mouvements des membres supérieurs pour
activer la respiration, massages, frictions sèches,
hydrothérapie, bains de mer. Il sera nécessaire
aussi de se préoccuper des troubles digestifs, qui
paraissent avoir une influence si grande dans la
production de l'oxalurie. A cet égard, Bouchard
recommande de faire prendre aux malades une
cuillerée à bouche de jus de citron pur une heure
avant chaque repas.

Le traitement médicamenteux de l'oxalurie consistera surtout dans l'emploi des alcalins, des sels de
potasse en particulier. Les sels de chaux, au contraire, seront contre-indiqués, puisqu'ils exagèrent

l'oxalurie et qu'ils éliminent les oxalates sous une forme éminemment précipitable. Les alcalins ont pour effet, non seulement de combattre la dyscrasie acide dont l'oxalurie est une manifestation, ils ont aussi pour avantage d'activer les combustions intra-organiques. Le bicarbonate de soude pourra être donné par exemple, à des doses de 1 à 5 grammes pendant 10 jours chaque mois. On pourra prescrire également certains sels alcalins à acides végétaux, tels que les citrates, tartrates et benzoates.

La phosphaturie étant une compagne ordinaire de l'oxalurie, les phosphates alcalins seront particulièrement indiqués pour réparer les pertes subies par l'organisme, de ce fait. Ils pourront être donnés sous forme de glycérophosphates ou d'aliments riches en phosphore (cervelles, œufs, poissons, céréales). Le phosphate de chaux, par contre, devra être évité. Il ne faut pas pousser l'alcalinisation trop loin, car on risquerait d'amener la précipitation des phosphates dans les urines. En somme, la médication de l'oxalurie est presque celle de l'uricémie, ce qui ne doit pas étonner, puisque ces deux vices nutritifs sont très voisins, la diathèse oxalique n'est peut-être d'ailleurs qu'un stade plus avancé de la diathèse urique.

Est-il possible de dissoudre les concrétions d'oxalates déposées dans les voies urinaires? Cela paraît fort difficile. L'acide oxalique n'est guère soluble que dans les acides minéraux. Golding Bird emploie l'eau régale à la dose de deux à six gouttes dans une infusion d'anis ou de feuilles de mélisse, Copland l'acide chlorhydrique, Hartmann, l'acide sulfurique, Vogel, le phosphate acide de soude. L'acide nitrique ou l'acide chlorhydrique sont conseillés par les

Anglais et les Américains. Ces acides sont avantageux peut-être pour combattre la dyspepsie, mais ils ne parviennent pas en nature jusqu'au rein. D'ailleurs, il faut toujours redouter d'exagérer la dyscrasie acide, qui est habituelle dans l'oxalurie. Il sera donc préférable de s'en tenir aux procédés de lavage des voies urinaires, à l'emploi de boissons abondantes, l'eau simple par exemple, les tisanes chaudes, les eaux alcalines faibles, Contrexéville, Vittel, Evian.

LITHIASES ALCALINES

Tandis que, d'une façon générale, les lithiases acides sont le résultat d'un trouble de la nutrition générale, les lithiases alcalines sont le plus habituellement le résultat de troubles locaux des voies urinaires : cystite et pyélite ascendante. Elles sont habituellement constituées par le dépôt, soit de phosphate ammoniaco-magnésien, soit d'un mélange de phosphate et de carbonate calcaires. Leur précipitation peut tenir à l'abus du traitement par les alcalins. C'est ainsi que parfois le médecin transforme une lithiase urique en une lithiase phosphatique. Mais le plus souvent elle résulte de l'infection des voies urinaires.

Les microbes, que nous avons déjà étudiés, déterminent la fermentation de l'urée, qui se transforme en carbonate d'ammoniaque. L'alcalinité des urines amène le dépôt des phosphates dans les voies d'excrétion, de la même façon que l'ammoniaque dans un tube d'essai. Ce sont donc des lithiases secondaires. Elles se rencontrent habituellement dans des urines contenant du pus en plus ou moins grande quantité. Les calculs une fois formés grossissent souvent avec rapidité.

Le phosphate ammoniaco-magnésien se reconnaît sous le microscope à la forme de ses cristaux, qui sont des parallélipipèdes allongés, leur donnant l'apparence de pierre tombale, d'où le nom de cristaux en tombeaux, qui leur est habituellement

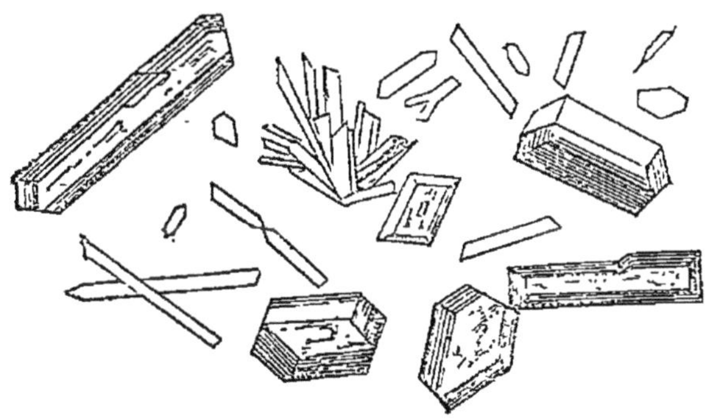

Fig. 4. — Cristaux de phosphate ammoniaco-magnésien.

donné. Parfois, ils affectent la forme d'étoiles arborescentes. Ils sont solubles dans l'acide acétique, ce qui est leur réaction chimique caractéristique.

Les calculs de phosphate et de carbonate de chaux sont amorphes. Ils se dissolvent dans l'acide acétique, en dégageant des bulles gazeuses d'acide carbonique. Le sel phosphatique est ordinairement le phosphate tricalcique.

Le traitement de ces lithiases consécutives à la néphrite ascendante sera surtout celui de la maladie primitive.

TRAITEMENT DES COMPLICATIONS

DE LA LITHIASE RÉNALE

COLIQUE NÉPHRÉTIQUE

La colique néphrétique est l'accident ordinaire de
la lithiase rénale. Le malade, un homme plus souvent, à la suite d'une marche, d'une promenade à
cheval ou en voiture, sous l'influence d'un traitement hydrominéral, parfois même sans cause bien
appréciable, est pris brusquement d'une douleur
extrêmement vive dans la région lombaire d'un côté
seulement. Les douleurs s'irradient le long de l'uretère, gagnent l'aine, le testicule, la cuisse corres-
pondants. Le malade, pâle, parfois cyanosé, peut
avoir des nausées et même des vomissements. La
douleur est telle que parfois il se roule par terre ; le
délire peut survenir ou les convulsions, surtout chez
les enfants. La mort peut être la conséquence
d'une syncope, surtout chez les goutteux, les diabétiques ou les cardiaques, ou même de l'urémie,
chez les brightiques. Puis, au bout de quelques
heures, les accidents cessent, soit brusquement, soit
d'une façon progressive et le malade se sent guéri,

conservant parfois de l'endolorissement de tout l'abdomen. L'intensité de la colique est assez variable; à côté de ces cas typiques, il y a des formes frustes à peine ébauchées, dont le diagnostic est assez délicat.

Les urines sont ordinairement supprimées par suite de l'inhibition du rein sain, en même temps il y a du ténesme vésical. A la fin de l'accès, on peut observer de la polyurie, les urines sont claires (urines nerveuses), mais parfois elles sont troubles, sanguinolentes, et l'on peut retrouver le calcul ou les graviers, causes du mal. Le calcul peut cependant, ou bien rentrer dans le bassinet, ou bien rester dans la vessie.

La colique néphrétique n'est pas toujours liée à la lithiase, elle peut tenir au passage par l'urétère de corps étrangers de diverses natures, hydatides ou caillots sanguins par exemple. Quant elle est aiguë, elle se distingue de la néphralgie due à la présence de calculs dans le bassinet, accident que nous avons déjà décrit. Plus atténuée, son diagnostic est plus difficile, elle peut en outre être confondue avec les douleurs lombaires des néphrites ; mais celles-ci sont plutôt bilatérales. Les coliques néphrétiques peuvent être confondues également avec les névralgies du plexus lombaire, les coliques hépatiques, intestinales, utérines, ou avec les pseudo-coliques néphrétiques des hystériques et des ataxiques.

Le traitement de la colique néphrétique, c'est à peu près le traitement de la douleur en général. On appliquera, par exemple, des cataplasmes laudanisés sur la région lombaire ou mieux sur la paroi abdominale. La chaleur, agissant comme antispasmodique, modérera les contractions de l'uretère et favorisera ainsi l'élimination des calculs. L'extrait d'opium était donné par Grisolle à des doses de 0^{gr},20 à 0^{gr},40 dans les vingt-quatre heures. Dans les cas d'intolérance gastrique, on pourrait administrer l'extrait d'opium ou le laudanum en lavements. Mais le procédé le plus rapide et le plus commode de supprimer la douleur, est l'injection de morphine ; on prendra bien entendu les précautions nécessaires pour éviter que les malades n'abusent de ce médicament et ne deviennent morphinomanes.

L'extrait de belladone à des doses de 0^{gr},02 à 0^{gr},10 pourra être employé, soit seul, soit associé à l'extrait d'opium.

Suppositoire :

Beurre de cacao	3 grammes
Extrait de belladone . . . . . }	
Extrait d'opium . . . . }	ââ 0 gr. 02

Mais la belladone agit moins sur les contractions péristaltiques de l'uretère. Si, dans la lithiase biliaire, on a quelquefois lieu de craindre que la suppression des contractions de la vésicule n'arrête la progression des calculs, dans la lithiase rénale les mêmes craintes n'existent pas, aussi n'y a-t-il pas d'indications spéciales à préférer la belladone à l'opium.

L'antipyrine, prise par la bouche ou en injections hypodermiques, peut être utile. Cependant, d'après A. Robin, elle augmente l'élimination de l'acide urique, ce qui doit faire restreindre son emploi. Par la bouche, on peut prescrire six cachets de 0^{gr},50, dont on fait prendre un tous les quarts d'heure jusqu'à cessation de la douleur. Pour injections hypodermiques on peut prescrire

<pre>
Eau . . . . 100 grammes.
Antipyrine . . . . 25 à 50   —
</pre>

haque centimètre cube représente ainsi, soit $0^{gr},25$, soit $0^{gr},50$ d'antipyrine.

On peut employer également la phénédine ($0^{gr},20$ pour une pilule) ou l'exalgine, mais celle-ci donne des vertiges parfois désagréables. Le valérianate d'ammoniaque ($0^{gr},05$ à $0^{gr},50$ en potion, pilules ou lavement) peut être employé également dans les coliques légères.

Le chloral, surtout en lavement, sera parfois utile en cas d'insomnie

<pre>
Décoction de guimauve . . . 150 grammes.
Hydrate de chloral   3   —
Laudanum de Sydenham . .   X gouttes.
</pre>

pour un lavement tiède à garder. — Le laudanum fait conserver plus facilement le lavement.

Mais surtout les inhalations de chloroforme ou d'éther pourront être employées aux doses légères des accoucheurs, quand les douleurs causeront aux malades une agitation trop vive. Le médecin se chargera lui-même de l'administration de ces médicaments.

Enfin, les bains chauds sont un excellent moyen d'arrêter les contractions de l'uretère et de calmer les douleurs.

HYDRONÉPHROSE

Le terme « hydronéphrose » a été créé par Rayer pour remplacer l'expression « hydrorenale, disten-

sion » dont se servaient les auteurs anglais. L'hydronéphrose consiste dans la dilatation des calices et
du bassinet, parfois aussi de l'uretère, par l'accumu-
lation de l'urine, qui ne peut être déversée dans la
vessie. Cet accident peut être produit par des causes
diverses siégeant les unes à l'extérieur des voies
urinaires, d'autres dans leurs parois, les autres à
leur intérieur. Parmi les causes extrinsèques nous
citerons en particulier les cancers de l'utérus ; parmi
les causes pariétales nous signalerons les tumeurs
et les inflammations de l'uretère et plus particulièrement les coudures de ce conduit dans les cas de rein
mobile ; parmi les causes intrinsèques, nous men-
tionnerons les calculs urinaires, les vésicules hyda-
tiques, les blocs purulents de la pyélite ou de la
tuberculose du rein. C'est de l'hydronéphrose calculeuse que nous nous occuperons surtout. Celle-ci
peut être produite directement par l'arrêt d'un calcul dans un uretère sain, ou indirectement par le
fait d'une pyélite d'origine calculeuse. L'hydronéphrose aseptique par simple obstruction, sans inflammation, a été mise en doute, mais elle paraît
réelle cependant.

L'hydronéphrose calculeuse n'est pas extrêmement
commune, beaucoup de lithiasiques y échappent ;
certains, avant d'en être atteints ont eu des coliques
pendant fort longtemps, comme ce malade de Rayer
qui eut une hydronéphrose cinquante ans après les
premières coliques.

L'hydronéphrose bilatérale est exceptionnelle. En
effet, il est rare que les deux uretères s'oblitèrent
simultanément. Ordinairement l'un des uretères s'est
oblitéré depuis longtemps et une hydronéphrose
s'est développée de ce côté. Quand le second uretère

se bouche, ce qui produit l'anurie, la mort arrive avant que les calices et le bassinet aient eu le temps de se distendre. L'hydronéphrose exige donc un certain temps pour se constituer. Aussi peut-on voir des hydronéphroses partielles. La distension commence par les calices, puis elle atteint le bassinet et enfin l'uretère. Le rein s'altère secondairement, les papilles s'aplatissent, le tissu rénal distendu s'atrophie et finit par former une coque fibreuse, dans laquelle les éléments nobles ont disparu. Le processus de cette sclérose a été particulièrement étudié par Straus et Germont. On trouve souvent, dans le bassinet, de gros calculs dont la présence explique la genèse de l'hydronéphrose ; parfois cependant on ne trouve ni calcul ni gravier. Dans ces cas, on peut se demander si un calcul en ulcérant la muqueuse de l'uretère n'a pas été cause d'un rétrécissement cicatriciel. Le liquide contenu dans la tumeur est variable suivant que l'hydronéphrose est récente ou ancienne. Au début, c'est de l'urine presque normale, plus tard sa composition chimique se modifie notablement, le liquide devient albumineux, cependant il contient pendant fort longtemps de l'urée, ce qui permet de reconnaître sa nature. Dans certains cas le liquide est séreux ou séro-purulent. Parfois l'oblitération de l'uretère n'est pas complète, et la pression peut faire évacuer une certaine quantité de liquide.

Le début de l'hydronéphrose calculeuse n'est pas toujours très facile à préciser. Dans certains cas le malade a eu des coliques néphrétiques qui se sont guéries avec ou sans élimination de graviers. Puis, peu à peu, l'obstruction de l'uretère s'étant effectuée, le malade éprouve une gêne, une lourdeur dans la région lombaire ou dans le flanc correspondant. Ces régions deviennent tendues, saillantes. La main peut y percevoir une tumeur, indolente en général, molle, fluctuante, facile à délimiter, parfois bosselée, dont le volume peut atteindre celui d'un utérus à terme. La percussion permet de la délimiter nettement. La tumeur est parfois formée de deux parties, l'une supérieure, sensiblement sphérique, constituée par le rein et le bassinet ; l'autre inférieure, cylindrique de diamètre moindre, constituée par l'uretère distendu dont le calibre peut devenir égal à celui d'une anse intestinale.

Les urines ne fournissent généralement aucune indication, puisqu'elles proviennent du rein sain. Parfois la suppression brusque d'une pyurie peut être un indice précieux de l'oblitération de l'uretère du côté malade.

Le diagnostic de l'hydronéphrose doit être fait surtout avec la pyonéphrose ; dans ce dernier cas, les urines étaient ou sont encore purulentes, la tumeur est douloureuse ; d'ailleurs le sujet est atteint d'accidents fébriles, qui manquent dans l'hydronéphrose aseptique. L'hydronéphrose intermittente du rein mobile sera étudiée à propos de cette affection. On peut confondre encore l'hydronéphrose avec les kystes de l'ovaire, les kystes du rein, etc. ; les commémoratifs devront être étudiés avec soin et fourniront les éléments du diagnostic. En cas de doute, on pourra pratiquer une ponction exploratrice qui fera reconnaître la nature du liquide contenu dans la tumeur. Dans un cas Chauffard, pour savoir si l'hydronéphrose était ouverte, a eu l'idée d'injecter dans sa cavité une solution colorée pour voir si elle passait dans la vessie.

Le traitement de l'hydronéphrose calculeuse est
presque exclusivement chirurgical. L'intervention
médicale se borne à calmer les douleurs si elles
existent. On a conseillé diverses opérations. Kœning
avait déjà proposé de pratiquer des ponctions éva-
cuatrice chaque fois que la tumeur devenait gênante.
Rayer combattait cette pratique, faisant remarquer
que l'hydronéphrose n'était pas dangereuse, et que
les ponctions pouvaient provoquer de la pyélite ou de
la péritonite. Peut-être ces accidents étaient-ils dus
à une antisepsie insuffisante du trocart aspirateur.
En tout cas, Dieulafoy signale qu'il lui est arrivé de
tarir une hydronéphrose par des ponctions répétées.

La néphrotomie, avec établissement d'une fistule
lombaire, pourrait donner des résultats satisfaisants,
car, dès que le liquide trouve à s'écouler, le rein, s'il
n'est pas trop sclérosé, peut recouvrer ses fonctions
et fournir une urine normale. Malheureusement la
grande difficulté est d'empêcher l'infection de cette
fistule du bassinet. Tôt ou tard, il se produit de la
pyélonéphrite et l'on se trouve contraint à pratiquer
une néphrectomie que l'on aurait voulu éviter.

Lorsque l'obstacle siège au voisinage de la vessie,
il serait parfois possible d'aboucher la portion de
l'uretère, située en amont de l'obstacle, dans la vessie
(uretéro-cystonéostomie), comme l'a conseillé Bazy,
ou même dans l'intestin, comme l'a fait récemment
Chaput. Mais la valeur de ces opérations n'est pas
encore suffisamment déterminée.

ANURIE

Le grand danger d'une hydronéphose calculeuse,
c'est que, si l'autre uretère vient à s'oblitérer, le

malade devient anurique. L'anurie ne se montre pas seulement dans la lithiase rénale. Elle peut être la conséquence de troubles nerveux, l'hystérie par exemple, d'une infection comme le choléra ou certaines pyrexies à forme maligne, ou enfin d'obstacles à l'écoulement de l'urine, comme dans les cas de cancers de l'utérus comprimant les deux uretères. La caractéristique de l'anurie c'est que, le malade n'urinant pas, le cathétérisme vésical n'amène pas d'évacuation d'urine

Dans les cas d'anurie calculeuse, dont nous nous occuperons surtout, l'hydronéphrose se produit rarement en amont du second uretère oblitéré. Il semble que la sécrétion urinaire se supprime, peut-être par le fait de la résistance des parois des voies urinaires qui amène une élévation de pression. Dans quelques cas, cependant, la distension se produit, et peut emmagasiner une certaine quantité d'urine, jusqu'à 4 litres, comme dans un cas de Rayer.

En général, les accidents n'apparaissent pas immédiatement. Il y a une période latente de trois ou quatre jours. Tout au plus, et par exception, le malade accuse-t-il des douleurs dans le flanc ou l'hypocondre, en même temps qu'on voit se développer une tumeur d'hydronéphrose. Parfois cependant les malades ont du malaise ou quelques troubles digestifs, auxquels s'ajoutent l'inquiétude causée par la suppression des fonctions urinaires.

Vers le quatrième ou cinquième jour, les troubles digestifs s'exagèrent : éructations, nausées, constipation, météorisme. La langue est blanche, épaisse. En même temps les malades se sentent fatigués, ils ont de l'insomnie. Cette période, que l'on peut encore appeler période de tolérance, dure en général jusqu'au sixième ou septième jour, quand l'anurie est absolue. Dans quelques cas elle peut se prolonger plus long-temps, vingt jours, et même trente-sept jours comme dans un cas de Weber. Cela tient soit à ce que l'oblitération de l'uretère n'est pas complète et laisse échapper par moments un peu d'urine, soit à ce que le bassinet se laisse distendre.

Dans l'anurie hystérique la période de tolérance est généralement assez longue, cela tient sans doute à une sorte d'arrêt des échanges nutritifs. Il importe d'ailleurs, chez les hystériques, qui cherchent tou-jours à se rendre intéressantes, de se méfier de toute supercherie.

Dans la période d'urémie les phénomènes devien-nent plus graves. Mais, dans l'anurie, ils diffèrent un peu de ceux de l'urémie ordinaire. En particulier, les accidents éclamptiques manquent. Ce que l'on constate tout d'abord, c'est une gêne de la respira-tion qui semble causée au malade par une sensation de barre à l'épigastre.

Les troubles digestifs s'exagèrent, il survient des vomissements qui ont parfois l'odeur ammoniacale et dans lesquels on peut reconnaître la présence de l'urée. L'haleine contient parfois de l'ammoniaque que l'on peut déceler en approchant de la bouche du malade un bâton de verre trempé dans de l'acide chlorhydrique, on voit alors se former des nuages de chlorhydrate d'ammoniaque. L'urée s'éliminerait aussi par la salive, donnant lieu parfois à une sialor-rhée (Weber) d'ailleurs assez rare. Elle s'élimine aussi par la peau où on peut la recueillir parfois sous forme de paillettes ; il existe souvent une trans-piration exagérée. En général, il n'y a pas d'œdèmes, le fait cependant est possible. On note en outre du myosis et des tremblements musculaires sur lesquels Roberts a insisté.

Bientôt, vers le dixième ou onzième jour, surviennent les accidents terminaux. Le malade s'affaiblit et tombe dans un état de stupeur entrecoupé de délire. Il a des secousses musculaires, des crampes, parfois de la paralysie. La langue est sèche et noire ; la soif vive ne peut être soulagée, car l'estomac rejette tout ce qu'il ingère. L'aspect est celui d'un typhique, mais la température est abaissée, même dans le rectum, et peut descendre à 36°3 (Roberts). La mort est souvent précédée de hoquets et de troubles de la respiration qui devient irrégulière, suspirieuse.

Le traitement de l'anurie est surtout un traitement causal. Dans l'anurie hystérique, la suggestion est peut-être le meilleur mode de traitement. Dans les anuries d'origine infectieuse, les bains chauds ou froids, les boissons abondantes, au besoin l'infusion de sérum artificiel, comme dans le choléra, sont les moyens les plus efficaces. La digitale ou la caféine peuvent être parfois utilisés dans les cas d'hypotension. Lorsqu'il s'agit d'une anurie mécanique consécutive par exemple à un cancer de l'utérus ou à la lithiase, on peut commencer par donner des bains, mais c'est surtout en levant l'obstacle que l'on peut rétablir le plus sûrement le cours des urines. La chose n'est pas toujours possible. Etant donné que le malade est voué à une mort certaine, on serait peut-être autorisé à pratiquer une laparotomie exploratrice. On enlèverait, si l'on peut, le calcul, ou bien on établirait une fistule cutanée ou mieux on pratiquerait, si possible, une anastomose de l'uretère dans la vessie.

PYÉLITE ET PYÉLO-NÉPHRITE

La pyélite, inflammation du bassinet, est le résultat d'une infection microbienne. Elle peut s'observer dans les cas de cystite ayant donné lieu à une urétérite ascendante. Nous avons étudié ces faits à propos des néphrites ascendantes. La pyélite peut être aussi la conséquence de la lithiase urinaire. Dans ce cas, elle peut être produite également par l'intermédiaire d'une cystite infectieuse, mais probablement aussi elle peut résulter de la germination sur place de microbes provenant du rein. Nous savons en effet que, chez des sujets sains, il se produit assez fréquemment des éliminations microbiennes par le rein, qui restent latentes. Mais, que le bassinet soit irrité ou même excorié par des graviers, que l'urine y stagne par suite d'une oblitération plus ou moins complète de l'uretère, les microbes trouvent des conditions favorables à leur pullulation. Au lieu de poursuivre leur route, inoffensifs, ils réalisent l'infection du bassinet. L'importance de la stagnation de l'urine et de l'irritation préalable des parois dans le mécanisme de l'infection de la vessie a été bien mise en lumière par Guyon. Il en est sans doute de même pour le bassinet.

Les microbes observés dans la pyélite calculeuse sont probablement les mêmes que ceux qui ont été signalés dans la pyélite consécutive à l'urétérite ascendante. Nous ne croyons pas que l'on ait étudié séparément la flore du bassinet dans ces deux conditions différentes. Nous avons déjà exposé l'historique de la question de la bactériologie de la pyélite en général, dans notre chapitre sur les *Néphrites ascendantes*, nous n'y revenons pas. Rappelons seulement que les organismes les plus habituellement rencontrés ont été le colibacille, le staphylocoque et le streptcooque. Ce sont d'ailleurs les microbes dont on a constaté le plus fréquemment le passage latent à travers les reins à l'état normal, comme nous l'avons vu à propos des néphrites primitives épithéliales aiguës.

Le bassinet atteint de pyélite calculeuse contient des calculs uriques ou oxaliques qui ont été la cause prédisposante de l'infection. Il contient en outre des précipités de phosphates calcaires ou ammoniaco-magnésiens qui sont le résultat de l'infection. Les urines, par le fait de la végétation microbienne, étant devenues alcalines, ont laissé déposer les phosphates. Ceux-ci forment soit une bouillie, soit de véritables calculs plus ou moins irréguliers, plus ou moins volumineux, dont le centre peut être constitué par le calcul primitif d'urate ou d'oxalate. En même temps, dans la cavité on trouve du pus ou du muco-pus plus ou moins mélangé de sang. La paroi du bassinet est congestionnée, infiltrée de pus, parfois ulcérée, parfois même perforée, ce qui peut être l'occasion de fistules allant s'ouvrir plus ou moins loin, à la peau, dans l'intestin, le péritoine, et même dans les bronches. Le bassinet est généralement distendu, l'écoulement du pus se faisant mal, soit parce que le pus a oblitéré l'uretère, soit parce qu'il s'est formé dans ce conduit des replis valvulaires décrits par Hallé. On dit alors qu'il y a de la pyonéphrose.

Le rein présente généralement des abcès (pyélonéphrite). Ces abcès sont de deux ordres : les uns sont en traînées, occupent surtout les pyramides et siègent le long des tubes collecteurs. Les autres sont arrondis, miliaires parfois, ou plus volumineux et siègent dans la couche corticale. Ils sont développés autour des glomérules qui ne tardent pas à être détruits. Gallois a montré qu'ils ressemblaient à ceux qui résultent d'une infection par la voie sanguine. Il pense qu'ils peuvent résulter comme les précédents d'une infection ascendante, le glomérule, point d'union des deux canalisations sanguine et urinaire, pouvant être infecté par les deux voies. Albarran admet plutôt que ces abcès de la couche corticale sont la conséquence d'une infection sanguine ayant pris son origine dans le bassinet suppurant. Les deux mécanismes sont possibles. Pour savoir dans un cas donné lequel des deux invoquer, il faut rechercher si l'on trouve dans le rein des foyers de périartérite qui sont la preuve de l'infection par la voie sanguine. Cette preuve peut être fournie également par la constatation d'abcès coniques à forme d'infarctus. D'ailleurs, lors même qu'il ne se produit pas une véritable infection générale par suite de l'infection locale du bassinet, celle-ci donne lieu toujours à une intoxication par les produits microbiens solubles résorbés.

Le début de la pyélite peut être violent. A la suite d'un accès de colique par exemple, le malade est pris brusquement d'une fièvre vive, avec douleurs lombaires, vomissements, céphalalgie. Le rein augmente rapidement de volume et forme une tumeur douloureuse à la pression. Les urines sont rares, troubles, parfois sanguinolentes.

Mais, plus habituellement, les accidents s'installent d'une façon moins dramatique. Ce sont les troubles urinaires qui se remarquent les premiers.

Il y a d'abord de la polyurie claire, puis de la polyurie trouble. Les urines sont lactescentes, parfois verdâtres ; elles laissent déposer des sédiments formés de pus et de cristaux. Elles restent souvent acides, contrairement aux urines de la cystite purulente qui sont ordinairement alcalines. Les hématuries sont possibles dans cette forme lente de la pyélite. Le rein devient douloureux, parfois le malade a la sensation de battements dans la région lombaire comme dans les cas d'abcès superficiels. Assez rapidement l'état général s'altère, la fièvre survient, précédée souvent de frissons; le malade a la langue sèche, il a des vomissements, son teint devient terreux.

L'exploration du rein fait reconnaître une tumeur bosselée, parfois multilobée, ordinairement fluctuante. Dans certains cas, cette tumeur s'affaisse brusquement, en même temps le malade est pris d'une envie d'uriner impérieuse et rend une quantité plus ou moins considérable de pus. Il se produit ainsi une sorte de pyonéphrose intermittente. Gallois a connu une malade qui, presque chaque fois qu'elle faisait des efforts de défécation, était prise de phénomènes d'occlusion des uretères. La distension causait des douleurs telles que la malade affolée se roulait par terre. La crise cessait brusquement au bout d'une heure ou deux en même temps que la malade émettait un flot d'urines purulentes.

Le traitement de la pyélite sera variable suivant l'intensité et la gravité des accidents. Si les douleurs sont modérées, si l'urine ne contient que du mucus ou du pus, il suffira bien souvent de traiter la lithiase seulement. On se contentera de faire ingérer au malade des boissons abondantes, de façon à faire un balayage du bassinet. Le lait pourra être utilisé dans ce cas.

Si le pus est en quantité appréciable, et qu'il y ait ou non une fièvre légère, à ces lavages simples du rein on adjoindra des antiseptiques. Gaucher a insisté en particulier sur les bons effets de l'acide borique dans ces cas. On fera prendre au malade deux fois par jour, à chaque repas dans le premier verre de boisson, une cuillerée à soupe d'une solution au quarantième d'acide borique. Terrier recommande plus spécialement le biborate de soude à l'intérieur à des doses de 10 à 17 grammes par vingt-quatre heures. On peut faire prendre aussi du salol par cachets de $0^{gr},50$, quatre fois par jour ou même plus souvent. L'iodoforme peut être utilisé également dans ces cas, sous forme de pilules de $0^{gr},10$ de substance active enrobée dans la masse de cynoglosse qui en masque assez bien l'odeur. On peut faire absorber au malade quatre ou cinq de ces pilules par jour.

Si la suppuration rénale est abondante, si les douleurs sont intolérables, s'il y a une fièvre vive, indice d'une infection inquiétante, l'intervention chirurgicale s'impose. On commencera par pratiquer une néphrotomie, on ouvrira le bassinet que l'on débarrassera des calculs et du pus qu'il contient et l'on établira une fistule lombaire. Sans doute ces fistules sont des portes ouvertes à une infection venue de l'extérieur, mais quand le rein est déjà infecté, ce surcroît d'infection n'est pas très redoutable. Cette opération donne du temps pour se renseigner sur l'état de l'autre rein. Si, en effet, l'urine redevient absolument claire, si le malade n'accuse pas de coliques néphrétiques du côté opposé, on

peut être autorisé à considérer que le rein opposé
est sain, et peut-être à compléter son opération par
la néphrectomie du rein malade pour supprimer les
ennuis de la fistule lombaire, qui constitue une infir-
mité dégoûtante. La néphrectomie, cependant, doit
être retardée le plus possible, car les récidives de
lithiase du côté opposé ne sont pas rares et l'on se
trouve, si le malade a été néphrectomisé, dans une
position fort critique. Les interventions mêmes
légères sur un rein unique sont très dangereuses;
elles provoquent souvent une inhibition absolue de
l'organe qui entraîne une mort rapide par anurie.

TUBERCULOSE RÉNALE

Le rein chez les tuberculeux peut présenter diverses
sortes d'altérations. Il peut être atteint de néphrite
et de dégénérescence amyloïde. Ce sont des formes
que nous avons déjà étudiées dans notre chapitre
sur l'*Etiologie des néphrites*. Il peut en outre présenter des tubercules. C'est cette forme qui va nous
occuper actuellement, car elle présente des caractères
anatomiques et cliniques spéciaux et comporte une
thérapeutique particulière.

La tuberculose du rein a été observée par Morga-
gni, Baillie, bien décrite par Bayle, mais c'est surtout Rayer qui a publié le premier travail classique
sur cette affection. La tuberculose du rein peut
se présenter sous la forme aiguë ou sous la forme
chronique.

Dans la tuberculose aiguë ou *tuberculose miliaire*,
les deux reins sont généralement atteints au même
degré. Ils sont criblés de granulations miliaires
nombreuses, siégant aussi bien dans la couche corticale que dans les pyramides.

Au microscope, on constate que les tubercules se
montrent dans les glomérules, autour des vaisseaux
et également dans le tissu conjonctif. Les autres

parties des voies urinaires sont généralement indemnes; par contre, les autres organes, poumon, rate, foie, etc., sont habituellement envahis. Cette forme est due à la dissémination subite d'une grande quantité de bacilles charriés par le sang. Il s'agit, suivant l'expression de Benda, d'une bacillémie.

La symptomatologie de cette tuberculose miliaire du rein est des plus confuses, elle se perd dans l'ensemble des symptômes de la granulie générale et ne comporte aucune intervention spéciale.

Plus intéressante, à tous égards, est la tuberculose chronique. On peut la diviser, un peu schématiquement peut-être, en deux types : les tubercules du rein et la pyélonéphrite tuberculeuse.

Nous y ajouterons une forme récemment décrite par Tuffier, le tubercule massif du rein.

Les *tubercules du rein* siègent d'une façon plus spéciale dans la couche corticale, on peut en rencontrer cependant aussi dans les pyramides. Leur volume atteint en général les dimensions d'une noisette ou d'une noix. Leur nombre est variable, mais relativement limité : deux ou trois, par exemple. Ils sont en général d'âge et de volume différents : à côté de tubercules gros et ramollis on peut en trouver de plus petits et plus récents.

Lorsqu'on peut surprendre le début de ces tubercules, soit aux autopsies, soit surtout chez les animaux expérimentalement tuberculisés, on constate qu'ils peuvent avoir deux foyers d'origine. Les uns se développent autour des artères et plus spécialement dans les anses des glomérules, les autres prennent naissance en plein tissu conjonctif, loin des vaisseaux. Ce sont là des points sur lesquels nous aurons à revenir au sujet de la pathogénie des lésions.

Les tubercules du rein peuvent se ramollir, se vider dans le bassinet et donner lieu à une véritable caverne rénale.

La *pyélo-néphrite tuberculeuse* est une forme plus commune que le tubercule du rein. Dans cette forme, le bassinet est distendu, épaissi, sa paroi présente l'apparence de la membrane pyogénique des abcès froids. La pyélite peut être isolée, mais fréquemment elle est associée à des lésions tuberculeuses du rein. La plus caractéristique c'est l'infiltration tuberculeuse des pyramides dont la pointe se trouve détruite. En même temps, au pourtour de cette lésion on peut trouver des tubercules dans la région médullaire ou même dans la couche corticale. Dans cette forme, l'uretère est fréquemment envahi, la vessie plus rarement.

Dans la *tuberculose massive* du rein tout un rein se trouve transformé en une vaste tubercule, l'infiltration tuberculeuse a envahi l'organe en totalité. Cette altération assez rare est, d'après Tuffier, une des conséquences possibles de l'oblitération de l'uretère par des produits tuberculeux.

La tuberculose chronique envahit fréquemment les deux reins. D'après Guyon, le musée de Necker ne contiendrait pas de pièces anatomiques où la lésion serait exclusivement unilatérale. Tuffier cependant, sur 19 observations, ne trouve la tuberculose bilatérale que 12 fois. La tuberculose du rein peut donner lieu à de la périnéphrite, tuberculeuse ou non, purulente ou simplement fibreuse. Elle peut être en outre associée à d'autres tuberculoses : pulmonaire, ganglionnaire, etc., et en particulier à la tuberculose des organes génitaux (testicules, prostate, vésicules séminales). Cette dernière association n'est peut-être pas aussi commune qu'on l'avait pensé il y a quelques années.

La question la plus importante à résoudre, au point de vue des indications thérapeutiques, est certainement celle du mode d'infection du rein. En effet, si la tuberculose du rein est l'aboutissant d'une tuberculose ascendante partie de la vessie, c'est la cystite surtout qu'il faudra traiter. Si, au contraire, le rein est le premier des organes urinaires atteints par la tuberculose, son ablation peut amener une guérison définitive. Or c'est là une question qui n'est peut-être pas encore résolue avec certitude et qu'il nous faut discuter.

Il est un point cependant qui semble acquis, c'est que la forme que nous avons appelée tubercule du rein est d'origine sanguine, comme la tuberculose miliaire du rein, et se produit sans infection des voies urinaires inférieures. Des bacilles provenant d'une tuberculose pulmonaire ou d'un ganglion tuberculeux sont déversés dans le sang et forment un essaim qui se fixe au passage dans le rein. Borrel en particulier a montré expérimentalement la réalité de ce mécanisme en injectant des bacilles dans l'aorte. Les tubercules primitifs du rein ainsi produits se développent dans les glomérules, ce qui confirme les observations de Benda, Durand-Fardel.

Pour la pyélonéphrite tuberculeuse le problème est plus délicat. Tout d'abord il semble indéniable qu'elle peut résulter de la fonte d'un tubercule du rein dont les éléments sont déversés dans le bassinet. D'autre part, la tuberculose peut débuter par le bassinet (Brault, Tuffier) soit que les bacilles aient circulé dans les artérioles de ce réservoir, soit qu'ils aient traversé les glomérules sans y produire de lésions. Dans ces divers cas, l'infection est d'origine artérielle. Cependant certains auteurs (Lancereaux, du Pasquier) considérèrent que la pyélonéphrite est le résultat d'une tuberculose ascendante. Le fait est possible, puisque Albarran a pu la produire par l'injection de bacilles dans la vessie.

Les deux modes d'infection par le sang ou par les voies urinaires étant possibles, ce qu'il faut établir c'est leur fréquence réciproque. On admet généralement aujourd'hui que la tuberculose des voies urinaires est descendante. En effet la tuberculose isolée de la vessie est infiniment plus rare que la tuberculose isolée du rein. Sur cent cystites tuberculeuses, d'après Brault, c'est à peine si on en trouve une ou deux qui ne soient pas associées à des lésions analogues des reins ou des uretères. Par contre les tuberculoses soit d'un seul rein, soit des deux, soit des reins, des bassinets ou des uretères sans cystite tuberculeuse sont communes. Lorsque, dans une autopsie, on constate simultanément des tubercules dans les reins et la vessie, ceux de la vessie paraissent plus récents et surtout, fait intéressant, ils sont surtout localisés au voisinage de l'orifice des uretères malades (Cayla, James Israël), ce qui semble bien indiquer une infection de la vessie par des bacilles venus des parties supérieures des voies urinaires.

La clinique ne fournit peut-être pas des renseignements aussi nets. Cela tient à ce que la cystite tuberculeuse, donnant-lieu à des symptômes plus bruyants, passe rarement inaperçue, tandis que le tubercule du rein, moins douloureux, peut être méconnu. Cependant les cas de guérison, à la suite de l'ablation d'un rein tuberculeux, plaident en faveur du début de l'affection par cet organe.

La tuberculose débutant fréquemment par le rein, il importe de la diagnostiquer avant que la vessie ne soit prise pour pouvoir intervenir à temps d'une façon efficace.

La tuberculose chronique du rein s'accuse en général par des douleurs lombaires assez légères et qui consistent ordinairement dans une sensation pénible, mais supportable. Parfois cependant elle peut être assez vive pour gêner la marche des malades. Dans certains cas, à cette douleur sourde, peuvent se joindre des coliques néphrétiques véritables, dues au passage par l'uretère de caillots de sang, de pus ou de masses tuberculeuses. Mais ce sont là des signes assez vagues. L'hématurie a une importance plus considérable. Celle-ci peut être précoce, antérieure aux douleurs et rappelle ainsi l'hémoptysie de la tuberculose pulmonaire. Elle est parfois abondante, parfois très légère. Brissaud considère qu'elle est abondante, mais peu durable. Jaccoud et Guyon au contraire signalent sa persistance comme un caractère de diagnostic important. Mais cette hématurie persistante n'est pas toujours constatable à l'œil nu. Il faut étudier journellement les urines au microscope ; on y trouve alors des globules rouges en nombre plus ou moins considérable, mais pendant très longtemps. Lorsque la maladie progresse, il arrive cependant que les hématuries disparaissent.

A ces signes fonctionnels se joignent les troubles généraux de toute tuberculose, la fièvre vespérale, les sueurs, l'amaigrissement, la cachexie. La présence de signes de tuberculose dans d'autres organes, le poumon, la vessie, la prostate, le testicule,

doit être recherchée et fournit un appoint considérable au diagnostic.

L'examen physique des organes urinaires n'est pas
moins important. Les urines, avons-nous dit, présentent souvent du sang et parfois en quantité assez
faible pour n'être appéciable qu'au microscope. Parfois les globules sont agglomérés de façon à reproduire la forme des cylindres urinaires, c'est là un
caractère indiquant nettement l'origine rénale de
l'hématurie. Outre le sang, on trouve ordinairement
du pus dans l'urine. Le pus est généralement abondant, ce qui, d'après Guyon, est un signe d'altération
rénale. Cette pyorrhée a les caractères suivants : elle
est spontanée, constante, mais variable d'abondance
d'un jour à l'autre. Elle peut disparaître par suite de
l'oblitération d'un uretère ; si l'autre rein est sain,
l'urine, qu'il est seul à fournir, a des caractères normaux. Dans ces urines purulentes, on rencontre assez
fréquemment des grumeaux de matière tuberculeuse
dont la valeur diagnostique est capitale. C'est dans
ces grumeaux surtout que la recherche du bacille
aura des chances de donner des résultats positifs.
Les bacilles s'y trouvent soit isolés, soit groupés sous
forme de fagots. Pour les déceler dans le liquide
urinaire, l'emploi de l'appareil centrifuge ou esso-
reuse sera souvent fort utile. Enfin les inoculations
aux animaux fourniront à l'occasion de précieux
renseignements.

Outre ces troubles caractéristiques, les urines peuvent présenter des altérations de moindre importance. La polyurie apparaît souvent dès le début,
elle peut être intermittente. La pollakiurie a été
également signalée, mais elle peut être plutôt un
signe de cystite. Quant à l'albuminurie, elle révèle

une néphrite infectieuse tuberculeuse, qui est presque toujours associée au développement des tubercules dans le rein.

Par la palpation, on reconnaîtra souvent que le rein tuberculeux est augmenté de volume ; sa surface paraît lisse, il n'est pas fluctuant. Il est généralement peu douloureux à la pression. Ces signes se modifient, quand il se produit une périnéphrite tuberculeuse. Le rein est alors moins facilement délimité, on constate un empâtement diffus qui devient fluctuant et qui est douloureux à la pression. En cas de pyélonéphrite, la douleur est également plus vive et la fluctuation peut être perçue, mais le rein peut être plus facilement exploré. On devra en outre rechercher les signes de l'uretérite tuberculeuse. Celle-ci se reconnaît à la présence d'un cordon dur, bosselé, volumineux, partant du rein et plongeant dans le petit bassin (Le Dentu). C'est surtout au niveau du détroit supérieur qu'il peut être perçu. L'examen de la vessie a également une grande importance et l'endoscope peut rendre des services. Il permet de reconnaître l'existence d'altérations tuberculeuses de la vessie. Dans le cas où celle-ci est saine, on peut, avec cet instrument, voir sourdre du sang ou du pus par les uretères ou par un seul, ce sont là des renseignements de la plus haute valeur.

A côté de cette forme commune, il nous faut signaler deux formes plus rares décrites par Tuffier et qui résultent de l'oblitération d'un uretère. Dans ces cas, par conséquent, les altérations de l'urine peuvent faire complètement défaut. Ce sont l'hydronéphrose tuberculeuse et la tuberculose massive du rein, qui peuvent être l'une et l'autre absolument latentes, d'autant plus que, dans ces cas, il ne se produit pas de tuberculose descendante et que la vessie reste généralement saine.

Le diagnostic de la tuberculose du rein doit se faire surtout avec la lithiase et ses complications, les néphrites ascendantes, les traumatismes du rein et surtout avec les cancers de cet organe. Nous n'avons pas ici à discuter les éléments de ces diagnostics différentiels.

La *tuberculine* du rein comporte, nous n'avons pas besoin de le dire, un pronostic grave. Cependant l'affection peut guérir spontanément, surtout quand les voies d'excrétion de l'urine ne sont pas envahies. On peut, en effet, trouver aux autopsies des tubercules du rein guéris, après transformation crétacée. Un traitement médical bien dirigé peut contribuer à cette heureuse évolution des lésions.

La *tuberculine* ne paraît pas avoir donné dans le traitement du rein tuberculeux de résultats plus favorables que dans les autres formes de la bacillose. Des cas de guérison ont été signalés par Whipple et par Gifford Nash; mais en raison des effets déplorables de la lymphe de Koch, ces prétendues guérisons sont très sujettes à caution.

Dans un cas nous avons obtenu assez rapidement la suppression des hématuries et une diminution de la pyorrhée par l'emploi de pilules d'*iodoforme* et de *tanin*.

Iodoforme. . . . . 0 gr., 05
Tanin . . . . 0 gr., 10
Masse de cynoglosse. . . . . q. v.

pour une pilule. — En prendre progressivement deux, puis quatre, puis six par jour.

L'*acide borique* qui s'élimine facilement par l'urine peut être également utilisé

    Eau . . . . 400 grammes.
    Acide borique 12   —

Une cuillerée à soupe à chaque repas dans un verre d'eau rougie.

On peut prendre de cette solution, progressivement, jusqu'à huit cuillerées par jour. Gaucher a montré que l'acide borique s'éliminait par l'urine à l'état de borate de soude.

Les autres médicaments usuels de la tuberculose, créosote, huile de foie de morue, arsenic, etc., pourront être employés.

Mais aujourd'hui c'est surtout l'*intervention opératoire* qui devra être discutée. Celle-ci trouve particulièrement son application dans les cas où un seul rein est pris et où le reste des voies urinaires et des autres organes paraît sain. Néanmoins elle pourra être encore utile, lorsque avec une lésion avancée d'un rein on trouvera des foyers extra-rénaux relativement peu considérables. L'opération supprimant la plus grande cause d'infection, permettra une survie plus longue. L'opération de choix est la néphrectomie lombaire qui donnerait une mortalité de 28,2 p. 100 (Tuffier) de 28 p. 100 (Falklam). La néphrotomie devra être considérée comme une opération purement palliative et sera réservée aux cas de périnéphrite ou de pyélonéphrite tuberculeuses. Elle laisse souvent à sa suite une fistule qui nécessite parfois une néphrectomie secondaire. Madelung conseille volontiers de faire une incision lombaire exploratrice, d'aller à la recherche du rein malade et de constater les altérations qu'il présente. Si celles-ci sont en rapport avec la gravité de l'état

général et suffisent à l'expliquer, on achève l'opération et l'on fait la néphrectomie. Si l'état du rein ne
paraît pas avoir pu produire à lui seul les phénomènes observés, il vaut mieux s'abstenir. Ce pré-
cepte est excellent, et peut trouver à s'appliquer
avant même l'opération exploratrice. Mais, avant de
conseiller l'opération, il faut s'assurer de l'état des
autres organes et constater que le malade n'a pas
de tuberculose pulmonaire, par exemple, et a conservé un bon état général.

SYPHILIS RÉNALE

La syphilis peut porter son action sur le rein de diverses façons. Elle peut donner lieu à des gommes du rein, ce qui est assez rare, à des néphrites de type épithélial ou interstitiel, à la dégénérescence amyloïde. Peut-être produit-elle encore une albuminurie simple, sans néphrite. Enfin, l'hémoglobinurie paroxystique, que nous avons décrite ailleurs, est si fréquemment observée chez des syphilitiques héréditaires ou acquis, que, d'après Hayem, il y aurait lieu de décrire une forme hémoglobinurique de la syphilis rénale.

La *néphrite syphilitique* est le type actuellement le plus étudié des manifestations de la syphilis sur le rein. Wells et Blackall avaient observé l'albuminurie au cours de la syphilis, mais ils l'attribuaient à l'action du mercure. Rayer, le premier, fit dépendre de la syphilis l'albuminurie et les lésions rénales observées. Mais il semble avoir observé surtout la dégénérescence amyloïde qui n'était pas encore différenciée des néphrites. En effet, à part la réaction spéciale de la matière amyloïde qu'il ne connaissait pas, sa description est aussi précise que complète. La néphrite véritable, et plus spécialement

10.

la néphrite syphilitique précoce, a été observée par Jaccoud, Perroud, Fournier, Mauriac, Descoust, Négel, etc. Tous les ans, dans divers pays, on en publie plusieurs exemples.

La néphrite peut se rencontrer dans la syphilis héréditaire (Parrot, Négel), elle peut être précoce. Hock en a signalé récemment un cas chez un enfant de 8 mois, elle peut être tardive, et n'apparaître qu'à 15 ou 20 ans (Fournier). Dans la syphilis acquise, la néphrite peut être également précoce. Jaccoud l'a observée dès le deuxième mois de l'infection, elle peut même être contemporaine du chancre. Par contre, elle peut être tardive et ne se montrer qu'au moment des accidents tertiaires. La syphilis paraît être la cause réelle de la néphrite, et, en effet, le traitement mercuriel peut amener sa guérison, vainement poursuivie par les moyens ordinaires. Cependant, les causes adjuvantes auraient une grande importance (Jaccoud). C'est ainsi que l'alcoolisme, une maladie infectieuse antérieure, un refroidissement, en mettant le rein dans un état d'infériorité, favoriseraient la production de la néphrite syphilitique. A cet égard, une observation de Lécorché et Talamon est intéressante à rapporter. Il s'agit d'un malade atteint de néphrite syphilitique, dont la mère était brightique. Négel aurait trouvé parfois des microbes dans le rein, il s'agissait sans doute alors d'une infection surajoutée.

Suivant la marche de l'affection, on peut trouver des aspects microscopiques du rein très différents : gros reins rouges de néphrite aiguë, gros reins blancs de néphrite épithéliale chronique, petits reins contractés de néphrite interstitielle. Dans les

néphrites précoces, ce qui domine, ce sont les lésions
épithéliales (Perroud) et la glomérulite (Cornil et
Brault). Dans les néphrites tardives, ce sont plutôt
les lésions interstitielles. Celles-ci, d'après Lancereaux, ne sont pas diffuses comme dans le mal de
Bright ordinaire, elles tendent à affecter une forme
nodulaire. Dans les néphrites scléreuses de la
syphilis héréditaire, Parrot insistait sur la présence
de petites gommes miliaires.

Chez l'enfant, la bouffissure de la face, l'œdème
des jambes ne sont pas toujours assez prononcés
pour donner l'idée d'examiner les urines. Une fois
l'albuminurie reconnue, le diagnostic de *syphilis
héréditaire précoce* se fait assez facilement, à la fois
par l'absence d'autres causes infectieuses ou toxiques de néphrite, et par la présence d'autres stigmates spécifiques : fissures des lèvres, syphilides des
fesses, etc., et en particulier, hypertrophie du foie
et de la rate. Le traitement intensif par les frictions
mercurielles peut amener la guérison (Bradley),
le cas est rare cependant, la plupart des organes
étant atteints de lésions de même nature.

Le diagnostic de la *syphilis rénale héréditaire tardive* est des plus difficiles. On devra y penser chez
un adolescent présentant les érosions dentaires, la
kératite ponctuée ou les autres stigmates étudiés
par Hutchinson et Fournier.

Dans la syphilis acquise, les symptômes de la
néphrite ne présentent aucun caractère vraiment
spécial, permettant de faire le diagnostic en dehors
de la notion causale. La néphrite peut être encore
dans ce cas, soit précoce, soit tardive (Mauriac).

La *néphrite syphilitique précoce* de la période
secondaire peut se montrer sous différents types.

Tantôt il s'agirait d'une albuminurie légère, contemporaine du chancre, et qui, peut-être, pourrait exister sans néphrite (Tommasoli). Tantôt la néphrite affecte une forme hématurique (Wagner), généralement assez rapidement mortelle et consistant surtout en une glomérulo-néphrite. Tantôt enfin, la symptomatologie est celle de gros rein blanc ordinaire. La néphrite, dans ce cas, s'installe insidieusement, l'œdème est généralement le premier phénomène observé. L'albuminurie est assez abondante, de 15 à 20 grammes par jour et même 36 grammes (Labadie-Lagrave). Il y a souvent de la polyurie au début, dans la suite l'oligurie est la règle. La douleur lombaire est peu considérable. Cette néphrite syphilitique précoce est en général d'une grande gravité ; en quelques jours, elle aboutit à l'urémie, en quelques semaines à la mort (cinq semaines, Rigal et Juhel-Renoy). Par contre, le traitement mercuriel, s'il est bien supporté par le malade, peut amener une guérison parfois assez rapide : un mois (Wagner), cinq mois (Lécorché et Talamon). Il importe donc, suivant le conseil de Gubler, de toujours penser à la syphilis en présence d'une néphrite, et de rechercher les signes actuels de cette infection. Dans d'autres circonstances, la guérison est plus lente à se faire : quatre ans (Mauriac). La néphrite peut même passer à l'état chronique ou subir une dégénérescence amyloïde incurable.

Dans la *néphrite syphilitique tardive* ou tertiaire, les symptômes sont plutôt ceux d'une néphrite interstitielle, peut-être avec une polyurie moindre. Dieulafoy fait remarquer que la céphalée urémique dans ces cas est souvent prise pour la céphalée syphilitique. Rayer et surtout Mauriac insistent sur la coexistence de l'hypertrophie du foie et de la rate pour établir la nature syphilitique de la néphrite. Cette néphrite tardive est plus rebelle au traitement spécifique que la néphrite du stade roséolique, ce qui se conçoit, étant donné l'importance des lésions scléreuses irrémédiables.

La *dégénérescence amyloïde* est la forme la plus commune des manifestations rénales de la syphilis ; elle se trouverait dans les trois quarts des néphrites chroniques que l'on observe dans cette maladie. Elle peut exister dans toutes les variétés de néphrite syphilitique, sauf peut-être dans la néphrite de la syphilis héréditaire précoce (Barthélemy, Lécorché et Talamon). C'est elle, nous l'avons dit, que Rayer paraît avoir surtout constatée. Elle peut survenir dans la syphilis, sans qu'il y ait eu de suppuration prolongée et avant toute cachexie. Elle existe souvent à un faible degré dans la néphrite secondaire ou tertiaire. D'après Leroy, on constaterait une dégénérescence d'abord hyaline, puis amyloïde ; aussi la présence de cylindres hyalins dans l'urine aurait une valeur pronostique assez grave. Une fois installée et généralisée, la dégénérescence amyloïde contribue à cachectiser rapidement le malade. Si l'on peut intervenir avant que la cachexie soit accusée, le traitement par l'iodure à hautes doses, longtemps continué, peut amener la guérison (Mauriac).

Quant aux *gommes* du rein, elles ne sont généralement pas diagnostiquées, elles sont souvent associées à de la néphrite ou à de la dégénérescence amyloïde. Dans un cas de J. Israël, une gomme du rein, ramollie et évacuée par l'uretère, a donné lieu à une pyurie qui pourrait être utilisée comme élément de diagnostic. Chez le nouveau-né, la gomme du rein peut donner lieu à des foyers rappelant la pneumonie blanche de Virchow (Parrot).

Le traitement de la syphilis rénale a été bien résumé dans une revue de de Grandmaison. Il consiste à combattre l'urémie d'une part et la syphilis de l'autre.

Contre l'urémie, les moyens à employer n'ont rien de spécial, ce seront le lait, les diurétiques, la saignée, etc., dont nous avons déjà parlé.

Contre la syphilis, le traitement dépendra de la période de la maladie. A la période secondaire, il faudra agir avec quelque prudence. On sait, en effet, que le mercure est un irritant pour le rein, il faudrait donc éviter de donner au malade une néphrite mercurielle en échange de sa syphilis rénale. D'autre part, le rein fonctionnant mal, le mercure s'élimine incomplètement et peut produire de l'intoxication générale. La stomatite mercurielle peut ainsi, d'après Mauriac, servir à diagnostiquer une néphrite syphilitique. Cependant, manié avec quelques précautions, le mercure donnera souvent, dans les néphrites précoces, de bons résultats. Lécorché et Talamon ont obtenu une guérison au moyen des frictions, un peu redoutées en général par les auteurs, en raison de la difficulté de régler la dose absorbée. La liqueur de van Swieten à la dose d'une cuillerée à soupe, le sublimé en pilules de $0^{gr},01$, le tannate de mercure surtout, à la dose de $0^{gr},10$ à $0^{gr},20$, les injections intra-musculaires de peptonate ou de benzoate de mercure, etc., pourront être employés.

Benzoate neutre de mercure. . . .	0 gr., 25
Chlorure de sodium . . . . } àà	0 gr., 06
Chlorhydrate de cocaïne . . . . . . }	
Eau distillée stérilisée.	30 gr.

Injecter dans la fesse tous les jours, pendant un mois, 2 grammes de cette solution (Stoukovenkof).

D'après Boukkeieff, le traitement mixte réussirait mieux que le traitement mercuriel pur ; cet auteur conseille le sirop de Gibert à la dose d'une ou deux cuillerées à soupe par jour, ou l'association d'iodure de potassium (de 1 à 3 grammes) à l'un des médicaments hydrargyriques habituels.

Pour les accidents rénaux de la syphilis tertiaire, l'iodure de potassium seul peut suffire à des doses de 1 à 4 grammes par jour.

Chez les enfants syphilitiques, les doses de ces divers médicaments devront être notablement plus faibles. On pourra donner le sirop de Gibert à la dose d'une cuillerée à café, ou la liqueur de van Swieten que Parrot conseillait de la façon suivante :

Liqueur de van Swieten. . . . de 2 à 5 grammes.
Sirop de gomme . . . . 25 —

pour une journée ; à prendre par cuillerées à café avant chaque tétée.

Il employait aussi les frictions :

Onguent mercuriel. . . . . . 10 grammes.
Axonge (ou vaseline). . . . . 20 —

Employer de cette pommade par jour 2 grammes au-dessous de 3 mois ; 4 grammes de 3 à 6 mois ; 6 grammes jusqu'à un an.

Plus simplement, on peut donner la liqueur de van Swieten à la dose de trente à quarante-cinq gouttes par jour, en trois fois, dans du lait.

CANCER DU REIN

La première étude complète du cancer du rein est due à Rayer. Cet auteur a bien montré que les symptômes capitaux de cette affection étaient la tumeur et l'hématurie. Il a indiqué que l'un ou l'autre de ces signes pouvait manquer, et même qu'ils pouvaient manquer tous les deux, le cancer étant alors absolument latent.

Le cancer du rein peut être primitif ou secondaire. Secondaire, il succède le plus ordinairement à un cancer du testicule, de l'utérus ou du tube digestif. Les noyaux peuvent être nombreux, ils s'observent parfois dans les deux reins et siègent surtout dans la couche corticale. Ils reproduisent la structure de la tumeur primitive. Habituellement ils résultent d'embolies cancéreuses ; parfois cependant un cancer d'un organe voisin, la capsule surrénale par exemple peut envahir le rein, il s'agit alors d'un cancer par propagation.

Le cancer primitif est assez rare ; Lebert, sur une statistique de 447 cancers, n'a trouvé que 12 cancers du rein. Il est presque toujours unilatéral et siège à peu près aussi souvent à droite qu'à gauche (Guillet).

Le rein cancéreux peut atteindre un volume considérable et remplir tout l'abdomen. Cela s'observe surtout chez l'enfant, qui est particulièrement sujet au sarcome et chez lequel cette variété de tumeur a une marche beaucoup plus rapide que chez l'adulte. Le poids de l'organe peut atteindre 4 ou 5 kilogrammes et même plus. Les squirrhes atrophiques sont exceptionnels (Brault). La forme du rein est souvent assez bien conservée. Assez fréquemment, sur les cancers même très volumineux, on peut retrouver à une des extrémités une portion de tissu sain facilement reconnaissable. La conservation de la forme du rein tient à la résistance de la capsule, qui enkyste en quelque sorte la tumeur et empêche l'envahissement des parties voisines, fait qui peut cependant s'observer. Le plus habituellement, c'est du côté du bassinet et de l'uretère que la tumeur se propage, mais sans aller très loin, en tout cas sans atteindre jusqu'à la vessie.

La tumeur débute en général dans la couche corticale, plus rarement dans les pyramides; parfois l'épithélioma a pour origine la surface interne du bassinet (Gaucher, Israël, Guyon, etc.).

Le cancer du rein peut rester assez longtemps limité à cet organe sans qu'il y ait généralisation, c'est là un point qui a son importance pour le traitement opératoire. Dans certains cas cependant (Tuffier, Brault), la généralisation peut être très précoce. C'est surtout par les lymphatiques et les veines que se fait l'infection de l'organisme.

L'infection veineuse s'explique par la dégénérescence cancéreuse des parois des veines rénales, et par la formation à leur intérieur de bourgeons qui s'étendent souvent fort loin dans la veine cave inférieure et même jusque dans l'oreillette droite (Fotherby), donnant lieu parfois à de l'œdème des membres inférieurs. C'est le poumon qui présente le plus fréquemment des noyaux secondaires. La formation de cancers secondaires dans le foie est possible et présente un certain intérêt dogmatique. Comment comprendre en effet que des particules cancéreuses, parties des veines rénales et cheminant par la veine cave inférieure, arrivent au foie qui n'est pas irrigué par cette veine ? Le fait, si l'on néglige l'infection par l'artère hépatique, peut se produire de deux façons. Tantôt l'embolie cancéreuse s'est faite par la veine porte, comme cela a été constaté par Champetier de Ribes et Hartmann et alors il faut admettre qu'elle a utilisé les veines anastomotiques qui traversent la capsule et qui ont été décrites par Lejars et Tuffier. Tantôt, au contraire, c'est par les veines sus-hépatiques que s'est faite la pénétration du germe cancéreux, par le fait d'un « transport rétrograde ». Il se produit ainsi des « embolies veineuses » dont Recklinghausen a montré la possibilité et le mécanisme. Au voisinage du thorax, le courant veineux subit, sous l'influence des mouvements respiratoires, des alternatives de flux et de reflux. Ainsi un fragment cancéreux charrié par le sang de la veine cave inférieure peut, au moment du reflux, s'engager dans les veines sus-hépatiques et aller ainsi se greffer dans le foie. Inversement un germe provenant du foie peut, dans certains cas, refluer dans la veine cave jusqu'au rein et y produire des cancers secondaires.

Les voies lymphatiques sont également sujettes à ces phénomènes de transport rétrograde. En effet, dans les cas de cancer du rein, les ganglions atteints secondairement ne sont pas seulement ceux qui reçoivent directement les lymphatiques de cet organe, tels que les ganglions lombaires prévertébraux et les médiastinaux, mais aussi ceux de la région sus-claviculaire. Il se fait donc ainsi un reflux allant du canal thoracique vers les lymphatiques du cou. L'envahissement de ces glanglions sus-claviculaires, signalé d'abord par Troisier dans les cas de cancer de l'estomac, s'observe aussi pour presque tous les cancers de l'abdomen et même du testicule.

Le cancer du rein peut affecter diverses formes macroscopiques (encéphaloïde, squirrhe, etc.). Cés distinctions, on le sait, n'ont plus grande importance, depuis que l'on est revenu à l'opinion de Ch. Robin qui faisait de tous les cancers des productions d'origine épithéliale. Au microscope, l'épithélioma du rein est constitué par des cellules rappelant la constitution de celles des tubes contournés normaux, ce qui explique le début du cancer du rein par la région corticale. Parfois la tumeur épithéliale affecte le type de l'adénome à cellules claires. Les sarcomes du rein, surtout fréquents chez l'enfant, peuvent présenter des formes cellulaires très variables (cellules fusiformes, cellules musculaires striées, etc.), ou former des tumeurs complexes. En Allemagne, à l'exemple de Grawitz, on décrit souvent sous le nom de *strumæ supra-renales aberratæ* (glandes surrénales aberrantes) ou par abréviation *Nierenstruma*, des tumeurs qui résulteraient de l'évolution de noyaux aberrants des capsules surrénales emprisonnés dans le rein. C'est une application de la théorie de l'inclusion fœtale, proposée par Waldeyer pour expliquer l'origine des cancers en général. Cette opinion, admise récemment encore par James Israël, Strübing,

Beneke, Sudek, n'est pas acceptée par les auteurs français, Brault en particulier, qui font de ces tumeurs des adénomes primitifs du rein. On peut enfin rencontrer d'autres tumeurs telles que lymphadénomes, lipomes, etc.

Le seul traitement efficace du cancer du rein c'est la néphrectomie. Comme cette opération est du ressort de la chirurgie, nous n'aurons rien à en dire. Cependant le médecin a un rôle important dans le succès de l'intervention chirurgicale. C'est en général le médecin de la famille qui est tout d'abord consulté, et de la rapidité de son diagnostic dépendra en grande partie la vie du malade. Il importe donc que nous lui fournissions les données nécessaires à ce diagnostic précoce, données très bien exposées dans la thèse d'Edgard Chevalier, élève de Guyon.

Les cancers du rein se révèlent par deux ordres de signes : les troubles fonctionnels (hématurie, douleurs, cachexie), et un signe physique : (la tumeur). Celle-ci est évidemment le signe le plus certain, mais comme elle n'est perceptible que lorsqu'elle a atteint un certain volume, il est plus avantageux pour le malade que le diagnostie soit porté avant sa constatation.

D'après la statistique de Chevalier, qui porte sur 120 observations, le premier signe constaté a été — la douleur dans 28 p. 100 des cas chez l'adulte (7 p. 100 seulement chez l'enfant) — l'hématurie dans 26,6 p. 100 — la tumeur dans 26 p. 100 (60 p. 100 chez l'enfant) — la cachexie dans 18 p. 100 (14 p. 100 chez l'enfant).

La douleur est un symptôme fréquent ; on la constate dans 80 p. 100 des observations. Elle est rare au contraire chez l'enfant malgré la rapidité du développement de la tumeur. Cela tient sans doute à ce que la douleur est trop sourde pour être signalée par les jeunes sujets. Isolée, la douleur ne suffit pas à faire porter le diagnostic; associée à l'hématurie, elle acquiert une haute valeur. Les douleurs, généralement peu intenses, siègent dans la région lombaire du côté du rein cancéreux. Elles consistent dans une sensation de pesanteur et ne sont pas exagérées par la pression. Parfois elles offrent d'autres caractères et rappellent alors la colique néphrétique, ou consistent dans des phénomènes névralgiques dans les branches intercostales, le sciatique, le crural.

L'hématurie est le signe le plus important pour le diagnostic précoce. Elle existe dans plus de la moitié des cas chez l'adulte (50 p. 100 pour le sarcome, 75 p. 100 pour le carcinome). Par contre chez l'enfant elle est plus rare, 25 p. 100. Les caractères des hématuries liées au cancer du rein sont les suivants : Généralement abondantes, elles apparaissent brusquement sans cause appréciable et s'accompagnent souvent de coliques néphrétiques dues au passage de caillots. Ces caillots sont parfois caractéristiques, ils sont allongés, peuvent atteindre jusqu'à 22 centimètres de long (Guillet), et représentent le moule de l'uretère. Les hématuries procèdent souvent par crises, durant quelques jours et pouvant laisser entre elles des intervalles parfois très longs, jusqu'à six ans (Guyon). L'examen de la vessie au moyen du cystoscope de Nitze permet parfois, en cas d'hématurie, de voir le sang sourdre par un des uretères, ce qui a une grande importance. On s'assure ainsi que l'hématurie est d'origine rénale et l'on précise même lequel des deux reins est malade. Dans un cas,

J. Israël à pu de la sorte enlever un rein sur lequel la tumeur dépassait a peine le diamètre d'une pièce de 50 centimes.

La tumeur dans le cancer du rein est le signe qui manque le moins. Guillet n'a noté son absence que 4 fois sur 133 observations, Chevalier 3 fois sur 100.

C'est également le signe le plus certain, aussi les cliniciens se sont-ils efforcés de trouver des méthodes de recherche permettant sa constatation la plus précoce possible. Guyon a préconisé la palpation bimanuelle. Une des mains se place en arrière dans l'angle costo-vertébral et refoule la région lombaire en avant ; l'autre main, placée en avant, déprime progressivement la paroi abdominale pendant les périodes d'expiration. La main postérieure imprime alors des secousses à la région lombaire et projette en avant le rein qui vient buter contre la main antérieure. Ce « ballottement » est un signe très caractéristique. Lorsque la tumeur devient plus volumineuse, on la trouve sans la chercher, mais alors il importe, s'il n'y a pas eu d'hématurie, de s'assurer que le rein en est bien le siège.

Les tumeurs du rein sont assez remarquables par leur fixité, tandis qu'au contraire les néoplasmes du foie et de la rate suivent le va-et-vient du diaphragme. La percussion du côlon transverse fournit également des renseignements importants. Dickinson, Treves, Guillet, ont montré que le côlon se comportait différemment au contact d'une tumeur du rein droit ou du rein gauche. Le rein gauche, augmenté de volume, repousse le côlon transverse directement en avant et le côlon descendant en dehors ; le rein droit, au contraire, repousse l'angle colique droit vers l'ombilic et se met ainsi en rapport avec la paroi abdominale sans interposition de l'intestin. Pour délimiter plus facilement la situation du gros intestin, il est souvent avantageux de faire prendre au malade des lavements d'eau de Seltz suivant le conseil de Naunyn.

Il est un autre signe, malheureusement un peu tardif, c'est le varicocèle signalé par Guyon et Tuffier. Celui-ci se développe assez rapidement, s'exagère pendant la station debout, siège aussi bien à droite qu'à gauche et occupe plutôt les veines antérieures du cordon (Guillet, Chevalier) ; ces caractères le différencient du varicocèle ordinaire.

L'examen des urines peut, dans certains cas, donner d'utiles renseignements en faisant constater, sous le microscope, la présence de fragments de matière cancéreuse, ou de globules rouges indiquant une hématurie légère qui, sans cet examen, aurait passé inaperçue. L'albuminurie est rare, le signe de Rommelaëre (diminution de l'excrétion de l'urée) n'est pas constant. Dans certains cas, une ponction aspiratrice avec une seringue de Pravaz, faite dans la tumeur elle-même, peut amener des parcelles de tissu, dans lesquelles le microscope permettra de reconnaître des cellules cancéreuses. Au besoin, on pourra recourir à une opération exploratrice.

La nature du cancer du rein peut être soupçonnée d'après son évolution et d'après l'âge du malade. Après quarante ans, les probabilités sont pour le carcinome, — avant cet âge, pour le sarcome. Celui-ci se rencontre presque exclusivement chez les enfants.

D'une façon générale, chez l'adulte, les cancers du rein ont une évolution plus lente que celle des autres cancers viscéraux, de trois à quatre ans en moyenne.

Brault signale un cas où la maladie avait duré plus de sept ans. Le sarcome a une marche plus lente que le carcinome. Chez l'enfant cependant le sarcome évolue avec plus de rapidité et entraîne la mort en un ou deux ans en général.

Un malade atteint de cancer du rein ne peut être sauvé que par une opération, la néphrectomie. Celle-ci se fera-t-elle par la voie lombaire ou par une laparotomie avec extraction transpéritonéale, c'est là un point que nous laisserons discuter par les chirurgiens.

Le médecin doit connaître cependant les conditions dans lesquelles l'opération peut être proposée.

En général, on s'en abstient chez les vieillards et les enfants. Cependant, récemment Kopal (de Prague) rapportait l'observation d'un nourrisson de sept mois, opéré deux mois et demi environ après le début apparent par Bayer pour un adénocarcinome du rein, et qui guérit.

Que faut-il espérer de l'opération ? Guillet, groupant les observations antérieures à sa thèse, obtient une statistique qui n'est pas très encourageante. Pour le carcinome, ou épithéliome, la mortalité atteint 75 p. 100, mais, si la statistique ne comprend que les adultes, elle s'abaisse à 72 p. 100. Pour le sarcome, la mortalité globale (adultes et enfants) est de 62 p. 100, et de 60 p. 100, si l'on ne tient compte que des adultes.

La moyenne générale, comprenant le carcinome et le sarcome, chez l'enfant et l'adulte est de 66 p. 100, soit une chance sur trois de guérison. Guillet, ajoutant à cette statistique les cas qu'il a eu l'occasion d'observer, obtient une moyenne notablement meilleure, 62,6 p. 100, et pour les adultes seuls 58 p. 100, soit presque une chance sur deux de guérison. Les statistiques, il faut bien le dire, vont en s'améliorant, cela tient au perfectionnement des procédés opératoires, et surtout à la précocité plus grande du diagnostic et de l'intervention. Israël annonçait en 1892 une mortalité de 18 p. 100 seulement, mais qu'il ne faut pas prendre absolument à la lettre. En effet, il avait fait 11 opérations avec 2 morts rapides (18 p. 100); 2 sujets, ayant résisté à l'opération, moururent de métastase, l'un six mois, l'autre un an après, ce qui élève la mortalité à 36 p. 100 ; des sept sujets-restants, trois étaient opérés depuis assez longtemps (cinq ans, quatre ans, deux ans et neuf mois), pour que la récidive fût jugée improbable, les quatre autres étaient encore un peu récents (onze mois, six mois, trois mois, deux jours) pour qu'on fût à l'abri de toute crainte pour l'avenir.

En somme, puisque l'opération est la seule chance de salut, on n'aura jamais à se reprocher de la tenter. Le succès sera d'autant plus probable que le sujet sera plus vigoureux et que la tumeur sera plus petite. Il faut donc s'efforcer de diagnostiquer le cancer à son début, et le faire opérer sans tarder.

Si l'opération est jugée inopportune, le traitement médical sera purement palliatif et se bornera à calmer les douleurs par des piqûres de morphine et à combattre les hématuries par des injections sous-cutanées d'ergotine.

REIN POLYKYSTIQUE

Si le cancer du rein exige une intervention précoce, le rein polykystique, au contraire, représente à l'heure actuelle un *noli me tangere*. Cette affection, en effet, ne se généralise pas, ce qui rend l'opération inutile; elle est en outre ordinairement bilatérale, ce qui rend l'opération dangereuse. Par ses symptômes, elle rappelle, suivant les cas, les tumeurs malignes ou les néphrites chroniques, aussi importe-t-il de la connaître pour éviter des traitements inopportuns.

La maladie polykystique du rein présente dans son histoire de grandes analogies avec les dégénérescences kystiques de divers organes glandulaires, tels que la mamelle, le foie — ou assimilés aux glandes, comme l'ovaire et le testicule. Elle consiste dans la transformation complète du rein en une sorte de grappe de kystes de dimensions variables, mais assez petites, et de colorations variées. Elle a été signalée par Hufeland et décrite par Rayer, Cruveilhier, Virchow; elle a donné lieu dans ces dernières années à des recherches intéressantes. La thèse et la revue de Lejars, l'article de Brault, constituent d'excellentes études d'ensemble, auxquelles nous aurons à ajouter quelques documents récents provenant surtout des travaux de Ewald, Virchow, Stiller, von Kalhden, Lichtheim, Nauwerck et Hufschmid.

L'affection est assez rare. Lejars n'en a réuni que 66 observations. Elle est presque toujours bilatérale. Les observations où un seul rein était devenu poly-kystique sont rares (Frerichs, Stiller, Courtin, Hogg). Le volume de l'organe malade est augmenté, son poids peut atteindre 1.350 grammes (Duguet), sa surface est devenue irrégulière, recouverte de bosselures plus ou moins nombreuses. Les kystes ont en général le volume d'un grain de raisin, parfois on en trouve de plus gros; presque constamment il existe, entre les gros, un grand nombre de kystes de petites dimensions. Virchow admet deux formes anatomiques de reins polykystiques, une à kystes très nombreux et une à kystes rares, une cinquantaine au plus, ceux-ci peuvent devenir gros comme le poing. Ces kystes se touchent presque tous, si bien que le tissu du rein au moment de la mort semble avoir entièrement disparu. Leur paroi est tantôt mince et translucide, tantôt dense et opaque. Le liquide qu'ils contiennent peut avoir presque toutes les teintes : jaunâtre, verdâtre, brun, rouge, noir; parfois il est transparent, parfois il est épais et ne se laisse pas traverser par les rayons lumineux. Ce liquide est généralement fluide, assez fortement albumineux (Duguet). Parfois, il est filant ou colloïde. On y trouve, suivant les cas, des paillettes de cholestérine, des boules de leucine, des tablettes de créatinine, des calculs d'acide urique, de la propeptone, de l'oxalate de chaux, de la cystine. Virchow Lannelongue ont trouvé aussi de l'acide hippurique.

On peut y rencontrer, en outre, du sang ou du pus, dans lequel on pourrait déceler des streptocoques, des staphylocoques et des bacilles (Virchow).

La capsule cellulo-adipeuse continue souvent à entourer le rein malade, ce qui rend la palpation difficile pendant la vie.

Au microscope, on ne constate, en général, aucune lésion des artères, la cause de ces kystes n'est donc pas une néphrite artério-scléreuse. Cependant, l'artérite a été signalée dans le cas de Duguet. Les bassinets sont intacts également, ce qui démontre que ces kystes ne sont pas une variété d'hydronéphrose.

Rokitansky, Frerichs admettaient que les kystes résultaient d'une distension de la capsule de Bowmann. La majorité des auteurs, actuellement, placent le début dans les divers canalicules du rein et constatent que les glomérules sont relativement peu altérés (Virchow, von Kahlden, Ewald). Les kystes sont généralement clos et ne communiquent pas les uns avec les autres, ils se vident séparément.

Leur paroi est formée d'un tissu fibreux plus ou moins dense, avec des végétations papilliformes dans l'intérieur. Parfois il n'y a pas de revêtement épithélial à la face interne de la poche (Ewald). Plus habituellement, on trouve une couche de cellules cubiques, d'autant plus aplaties et d'autant plus difficiles à colorer que le kyste est plus gros. Ce revêtement recouvre les saillies papilliformes. Il se détache parfois et flotte dans le liquide. Autour de ces kystes on trouve des tubes, dont les uns sont aplatis, atrophiés, et dont les autres sont morcelés et déjà en voie de dégénérescence kystique. Les glomérules, absolument intacts dans un cas de von

Kalhden, sont généralement le siège d'altérations
légères ; la capsule peut être élargie, dépourvue de
son épithélium (Ewald) ou recouverte de cellules
cubiques, analogues à celles que l'on trouve dans les
tubes en voie de morcellement, et qui peuvent se
détacher par lambeaux (Brault). Dans le cas de
Duguet, il y avait également de la glomérulite. Le
tissu conjonctif est altéré, il est devenu fibreux et
peut présenter de l'infiltration embryonnaire (Ewald).
Erichsen et Hertz pensaient même que les kystes
naissaient dans le tissu interstitiel sclérosé. Mais
Laveran, Gombault et Hommey ont montré que ce
tissu fibreux était surtout développé au contact des
kystes, et admettent que la sclérose est consécutive
à la formation des kystes. Parfois cependant on ne
trouve pas de sclérose.

La pathogénie de cette affection est très discutée.
Klebs et Koster, pour expliquer la production des
kystes rénaux chez le nouveau-né, supposaient un
arrêt de développement. Les tubes urinaires provenant des glomérules, d'après Henle, iraient dans
une évolution normale, s'aboucher dans les tubes
provenant de l'uretère. Dans le rein polykystique,
cet abouchement ne se serait pas produit. Mais,
outre que la théorie de Henle n'est pas démontrée,
cette explication ne s'appliquerait pas au rein
polykystique de l'adulte. Virchow qui, l'un des premiers, s'est occupé de cette question, admettait
qu'il s'agissait de kystes par rétention. Ayant découvert l'infarctus urique chez les nouveau-nés, il pensa
d'abord que les cristaux uratiques pouvaient provoquer chez eux une sclérose autour des canaux
collecteurs dans la pyramide et, secondairement, une
atrésie des papilles. Actuellement il a abandonné

cette hypothèse de l'infarctus urique préalable et pense que l'atrésie des papilles résulte d'une pyélo-néphrite ou, plus exactement, d'une néphrite papillaire fœtale. Leichtenstern admet également l'existence d'une néphro-pyélite fibreuse, ascendante, qu'Arnold fait dépendre d'une coudure congénitale de l'uretère à son origine ou d'une valvule à ce niveau. Mais ces lésions de néphrite papillaire n'ont pas été constatées par tous les auteurs.

Chez l'adulte, d'après Virchow, la pathogénie ne serait pas la même pour les kystes multiples et pour les kystes rares. Les kystes multiples seraient identiques à ceux du nouveau-né. L'atrésie, n'ayant porté au début que sur un certain nombre de papilles, la vie aurait été possible, mais la lésion, se généralisant, entraînerait la mort vers trente, quarante ou cinquante ans. Comment expliquer cependant que, suivant la remarque de Virchow lui-même, entre cinq et quinze ans on ne constate presque jamais de kystes du rein ? Pour les kystes rares, Virchow admet qu'ils sont la conséquence d'une néphrite interstitielle à localisation spéciale autour des tubes collecteurs, soit dans la pyramide, soit dans l'écorce. Les tubes, rétrécis par cette sclérose, arrêtent au passage des cylindres épithéliaux qui forment bouchon et deviennent colloïdes. Les tubes ainsi oblitérés se distendent en amont, s'allongent, se contournent, se sectionnent. C'est au niveau des coudures de ces tubes que les kystes se développeraient. Ultérieurement, ces masses colloïdes se liquéfient, en formant une solution d'albuminate de soude. Le contenu de ces kystes ne serait pas constitué par de l'urine, tandis que, dans les kystes multiloculaires, on trouverait de l'urine avec une forte proportion d'acide hippurique. Ewald dans son cas admettait une néphrite interstitielle d'origine vasculaire, avec localisation de l'artérite sur les vaisseaux droits ; il s'agissait pour lui d'une véritable rétention, car le liquide contenait de l'acide urique.

En opposition avec ces théories, faisant dépendre la production des kystes d'une inflammation originaire du bassinet, du tissu conjonctif ou des vaisseaux, se présente une opinion qui semble plus généralement acceptée aujourd'hui : celle d'un néoplasme kystique. Indiquée déjà par Beckmann, puis par Brigidi et Severi, cette théorie a été nettement formulée par Sabourin, Cornil, Brault, Malassez, Hommey, Lejars. Dans des travaux récents, Nauwerck et Hufschmid, von Kahlden l'adoptent pleinement. Il s'agirait pour eux d'un adénocystome du rein, Malassez emploie l'expression d'épithélioma mucoïde.

Chez le fœtus, l'affection peut être attribuée à une évolution épithéliale anormale ; chez l'adulte, on peut admettre également une prédisposition congénitale, ne réalisant qu'assez tard la dégénérescence kystique. En faveur de cette théorie épithéliale par métaplasie congénitale, on peut invoquer l'association, fréquente avec les reins polykystiques, de kystes du foie (17 fois sur 63 observations de Lejars), de l'ovaire, de la mamelle ou du testicule, de kystes du bassinet ou de l'uretère (Malassez, Hommey) et même, surtout chez le nouveau-né, d'autres malformations tératologiques : hydrocéphalie (Virchow), pieds bots (Having), bec-de-lièvre. On peut invoquer également la fréquence du rein polykystique chez plusieurs enfants d'une même famille. Virchow, qui combat cette interprétation, fait remarquer que,

par la dissociation, on ne constate aucune néoformation de canalicules. On peut ainsi isoler les tubes
urinaires présentant les renflements kystiques. Mais
cette objection, valable contre l'hypothèse d'adénomes purs, non kystiques, analogues par exemple à
ceux qu'on trouve dans la cirrhose hépatique ou dans
les gastrites chroniques, ne s'adresse pas à l'hypothèse d'une dégérescence épithéliale avec proliféra-
tion cellulaire dans l'intérieur des tubes mais sans
néoformation de canalicules.

En somme, si la théorie épithéliale gagne du ter-
rain, la pathogénie du rein polykystique nécessite
de nouvelles recherches. Il se pourrait en effet que
cette forme anatomique fût produite par des mécanismes divers, ce qui expliquerait les contradictions
des auteurs. L'étude de tous les cas de rein polykystique qui se présenteront à l'observation permettra
de savoir si leur pathogénie est toujours la même.

Si le rein polykystique est une affection assez
rarement rencontrée dans les autopsies, elle est
encore plus rarement reconnue en clinique. Lejars
ne compte que cinq diagnostics exacts faits pendant
la vie, dont un par Duguet, un an avant la mort, et
un autre par Verneuil au moment des accidents
terminaux. A sa liste nous pouvons ajouter un cas
de Stiller et un de Lichtheim, ce dernier est celui
qui a fait le sujet de l'étude anatomique de Nauwerck
et Hufschmid. La maladie peut être absolument
latente. Dans certains cas, on constate une tumeur,
mais dont les caractères ne sont pas suffisants pour
faire affirmer le diagnostic. Parfois la tumeur n'est
pas perçue, la maladie évolue comme une néphrite
interstitielle ; elle peut donner lieu, comme première
manifestation, à une attaque d'urémie plus ou moins

rapide, et même à la mort subite. Le rein polykystique est une affection assez fréquemment constatée à la Morgue sur des sujets trouvés morts dans la rue. Fürbringer cite un cas de mort subite chez un enfant d'un an.

La douleur, quand elle existe, est rarement très violente, elle est sourde ; quand elle est bilatérale elle a une certaine valeur. Parfois elle prend les caractères de la colique néphrétique. Siégeant aux lombes, elle s'irradie souvent dans les régions voisines.

Les caractères des urines ne sont pas suffisants pour faire faire le diagnostic. Les urines ressemblent à celles de la néphrite interstitielle ou de la dégénérescence amyloïde. Il y a de la pollakiurie et de la polyurie véritable ; la quantité des urines atteignait deux et trois litres dans le cas de Duguet ; à la période terminale, au contraire, l'anurie est de règle. L'anurie subite, sans accidents antérieurs de lithiase, a permis dans un cas à Verneuil de poser le diagnostic de rein polykystique, même sans tumeur appréciable, et l'autopsie lui a donné raison. La densité des urines est faible (Kiderlen, Ebstein, Clarke) elle peut s'abaisser à 1005. Il peut y avoir une albuminurie légère, mais qui n'est pas constante, elle manquait dans le cas de Duguet. L'hématurie est possible, parfois les urines contiennent du pus (Rayer, Hogg).

Parfois les malades ont de l'œdème. Des accidents urémiques variables (céphalée, vomissements, dyspnée, convulsions, coma) se montrent fréquemment dans les périodes terminales, pouvant prêter à des erreurs de diagnostic, si la lésion rénale est méconnue. Ce sont en somme, des symptômes de néphrite interstitielle. Cependant Ewald et Lichtheim insistent sur l'absence d'hypertrophie cardiaque dans leurs observations ; ce fait est en désaccord avec l'opinion de Traube au sujet de la pathogénie de l'hypertrophie du cœur chez les brigthiques. Cette hypertrophie a été cependant parfois observée. L'état de la tension artérielle serait intéressant à étudier ; il fournirait peut-être, à l'occasion, d'utiles renseignements.

Les signes physiques directs ont plus d'importance lorsqu'on peut les constater. La tumeur en effet n'est pas toujours perceptible chez l'adulte, car elle reste souvent enveloppée dans l'atmosphère cellulo-adipeuse du rein. Chez le nouveau-né au contraire, les reins polykystiques sont énormes et remplissent tout le ventre. Au moment de la naissance, ils peuvent être une cause grave de distocie et nécessiter l'ouverture du ventre du fœtus et l'arrachement des tumeurs (Bouchacourt).

Lorsque, par la palpation, on peut reconnaître l'existence de deux tumeurs, l'une à droite, l'autre à gauche, au niveau de chacun des reins, le diagnostic de dégénérescence kystique est à peu près certain, cependant parfois l'une des deux tumeurs échappe à l'exploration. Suivant la remarque de Stiller, il ne faut pas s'attendre à trouver une tumeur fluctuante, les kystes sont trop petits en général et trop tendus pour que l'ondulation soit perceptible. La tumeur affecte plutôt les caractères d'une tumeur maligne que ceux d'un kyste. Même à l'autopsie le rein polykystique n'est pas fluctuant. Duguet dans son cas a pu constater l'existence de « bosselures fermes et élastiques », divers auteurs Rayer, Chotinsky, von Bergmann, Babinski ont fait la même constatation ; chez le nouveau-né cette sensation est souvent très nette. Ewald, dans son cas, signale simplement une rénitence indolente de la région, qui ne lui permit pas de faire le diagnostic. La percussion, d'après Strübing, permettrait dans certains cas de reconnaître des zones de matité dans la région rénale, lorsque la tumeur ne peut être sentie. Dans son cas, Lichtheim a pu récemment porter un diagnostic exact à la suite d'une ponction exploratrice qui amena un liquide albumineux, trouble, contenant des corpuscules disposés en couches stratifiées, concentriques, avec une striation rayonnée, qu'il considère comme caractéristiques.

Etant donnée la fréquence de la dégénérescence kystique du foie dans le cas de reins polykystiques on devra toujours rechercher l'état de cet organe, qu'on trouvera parfois hypertrophié et à la surface duquel on pourra constater des bosselures analogues à celles du rein.

Parmi les complications qui peuvent survenir, nous signalerons la suppuration d'un certain nombre de kystes, pouvant donner lieu à des abcès périnéphrétiques, souvent mortels. La terminaison la plus habituelle cependant est l'urémie, soit progressive, soit subite avec anurie. Chez l'enfant nouveau-né, la mort peut être causée par l'asphyxie, les reins énormes empêchant les mouvements du diaphragme. Il n'y a pas à craindre de généralisation de la tumeur, qui n'est pas infectante comme le cancer.

Le diagnostic devra être fait avec la néphrite interstitielle, dans les cas où les tumeurs ne seront pas perceptibles. En cas de tumeur appréciable, c'est le plus habituellement avec le cancer du rein qu'on pourra confondre les reins polykystiques, puisque ceux-ci sont rarement fluctuants ; la bilatéralité de la tumeur sera un indice précieux. Si l'on constate de la fluctuation, on pourrait croire à une hydronéphrose, à un kyste hydatique du rein ou à des kystes d'autres organes (ovaires rate, etc.), ou à des kystes péritonéaux. Et encore, suivant la remarque de Fürbringer, les kystes, même uniloculaires, peuvent-ils, lorsqu'ils sont très tendus, ne pas donner la sensation de fluctuation. La dilatation gazeuse du côlon, au moyen de lavements d'eau de seltz ou de potion de Rivière, peut être utile pour préciser le siège de la tumeur, comme nous l'avons indiqué à propos du cancer de rein.

Le traitement du rein polykystique devra être exclusivement médical puisque l'opération n'a aucune chance de réussir. Dans un cas de Volkmann, la néphrectomie d'un seul rein fut suivie d'urémie rapide. On devra traiter les malades comme s'ils avaient une néphrite interstitielle et s'efforcer de modérer chez eux la pénétration et la formation des poisons. Empêcher l'auto-intoxication urinaire est le seul moyen de prolonger la vie des malades, puisque nous sommes sans action sur l'évolution de la maladie. Nous renvoyons le lecteur, pour le traitement, à l'exposé du régime alimentaire des brightiques.

HÉMOGLOBINURIE

L'hémoglobinurie est, suivant la définition de Hayem, l'excrétion par les urines d'une certaine quantité d'hémoglobine dissoute. Ce phénomène peut se produire dans des circonstances diverses. Tantôt il est le résultat d'une intoxication par des substances chimiques, intoxication qui peut être étudiée expérimentalement. Tantôt, il constitue un accident, d'ordre infectieux probablement, pouvant apparaître dans diverses maladies générales, l'impaludisme en particulier. Tantôt enfin, l'hémoglobinurie se montre avec des allures paroxystiques et comme sa cause; dans ce cas, est mal connue, on la qualifie d'essentielle. C'est dans cet ordre que nous étudierons les hémoglobinuries pour aller du connu à l'inconnu. La caractéristique de l'hémoglubinurie, c'est la constatation d'urines d'apparence hématurique, qui au spectroscope donnent les bandes d'absorption de l'hémoglobine, mais dans lesquelles au microscope on ne trouve pas de globules rouges.

HÉMOGLOBINURIES TOXIQUES

Un grand nombre de substances chimiques sont capables de provoquer l'hémoglobinurie, nous cite-

rons les morilles fraîches, divers acides (sulfurique,
phénique, pyrogallique), le chlorate de potasse,
l'hydrogène arsénié, l'iode, les composés nitreux, le
naphtol, la glycérine, le chloroforme, l'éther, l'aniline, le sulfate de quinine, et particulièrement la
toluylène-diamine. Parmi ces substances, quelques-
unes (les chlorates, les nitrites, l'acide pyrogallique,
l'aniline), donnent lieu à de la méthémoglobinurie.
La liste précédente est intéressante à connaître. En
effet, si, par exemple, à la suite de lavages intra-
utérins à l'acide phénique, comme dans un cas de
Krukenberg, à la suite de pansements d'une stomatite ulcéro-membraneuse au moyen de chlorate de
potasse, comme dans une observation de Variot, on
voit apparaître l'hémoglobinurie, on saura que cet
accident peut être attribué à la médication, et on
la suspendra immédiatement.

L'hémoglobinurie peut être produite également par
le venin des serpents. Expérimentalement, on peut
la produire aussi par des injections intra-veineuses
d'eau, d'hémoglobine en solution, de sang provenant d'animaux d'espèce différente, d'acides biliaires.

Le mécanisme de l'hémoglobinurie toxique a été
bien étudié par Ponfick. D'après cet auteur, les poisons produisant l'hémoglobinurie sont des destruc-
teurs de globules rouges, ils mettent en liberté
l'hémoglobine des hématies qui se dissout dans le
sérum. Le stroma des globules ainsi décolorés
serait recueilli par la rate, qui s'hypertrophierait
pour accomplir leur destruction totale (rate spodo-
gène).

Quant à l'hémoglobine, sa destinée serait variable,
suivant le degré de l'intoxication. Si moins d'un

soixantième[1] du nombre des globules rouges est détruit, l'hémoglobine ne passe pas dans les urines (c'est là un fait très important), elle est emmagasinée par le foie qui la transforme en pigments biliaires. Il se fait ainsi une hypercholie n'aboutissant pas à l'ictère.

Si la destruction globulaire dépasse cette limite d'un soixantième, à l'hypercholie se joint l'hémoglobinurie. Le passage répété de l'hémoglobine à travers le rein peut produire une néphrite.

Si cette destruction est très considérable dans un court espace de temps, l'hémoglobine arrivant en excès dans le rein ne peut s'éliminer assez vite par les urines, elle se dépose dans les cavités glomérulaires, dans les tubes urinifères, à l'intérieur des cellules sécrétantes, et arrête l'excrétion de l'urine, il y a anurie.

Un phénomène fréquent dans l'hémoglobinurie, c'est l'ictère. Il se produit quand la rate, le foie, les reins, etc., sont insuffisants à éliminer l'hémoglobine au fur et à mesure de sa dissolution dans le plasma. Il est donc d'un fâcheux pronostic. D'après Ponfick, Marchand, Hoppe Seyler, Mac Munn, la transformation de l'hémoglobine en pigments biliaires pourrait se faire dans le sang. Pour Stadelmann, Afanassiew, cette transformation s'effectuerait dans le foie, mais les canaux biliaires se trouvant obstrués par une bile trop riche en pigments, il se produirait un ictère par résorption.

Ces données nous expliqueront en partie la patho-

---

[1] Dans son article du *Traité de médecine*, Brault dit « un sixième », c'est une erreur de traduction; dans le travail de Ponfick (*Berlin. Klin. Woch.*, 25 juin 1883), il y a plusieurs fois répété « ein Sechszigste ».

génie des hémoglobinuries qu'il nous reste à passer en revue.

HÉMOGLOBINURIES INFECTIEUSES
ET SYMPTOMATIQUES

L'hémoglobinurie peut se montrer dans diverses maladies infectieuses, le typhus, la fièvre typhoïde, la scarlatine, l'érysipèle ; elle y est relativement peu importante. Par contre, dans le paludisme, elle présente un intérêt considérable L'ictère grave, maladie infectieuse sans doute dans bien des cas, s'accompagne parfois d'hémoglobinurie. C'est là un complexus symptomatique bien intéressant au point de vue doctrinal, mais trop incomplètement connu pour que nous puissions aborder son étude. L'hémoglobinurie peut se voir aussi chez les enfants athreptiques (A. Robin, Delabrosse), chez les brightiques (Lépine, A. Robin). Boursier l'a signalée chez un syphilitique ayant de lithiase oxalique.

Nous ne nous occuperons que de l'hémoglobinurie du paludisme, nous ajouterons quelques mots de deux formes d'hémoglobinurie épidémique, celle du bœuf et celle des nouveau-nés.

L'hémoglobinurie du paludisme a été remarquablement étudiée par Kelsch et Kiener, qui l'ont désignée sous le nom de *fièvre bilieuse hémoglobinurique*. Elle ne s'observe guère que dans les régions tropicales et chez d'anciens paludéens ; c'est l'indice d'une infection intense. Elle peut se présenter sous une forme légère ou sous des formes graves.

Dans la forme légère, au cours d'une série d'accès intermittents ordinaires, se produit un accès hémoglobinurique. L'accès débute par un frisson violent, s'accompagne de vomissements alimentaires, puis bilieux, la fièvre monte à 40 ou 41°. Soit dès le début, soit au stade de chaleur, l'hémoglobinurie apparaît. Les urines ont une teinte de café noir et laissent déposer des granulations jaunâtres. Outre l'hémoglobine, elles contiennent de la méthémoglobine et de l'hématine, mais sont pauvres en globules rouges. L'albuminurie est constante et peut précéder l'hémoglobinurie. On trouve encore dans l'urine de l'urobiline, des pigments biliaires et des cylindres hyalins. En même temps, le malade a de l'ictère, des selles bilieuses et une rachialgie intense avec des douleurs propagées le long des uretères. L'accès peut être unique, dans ce cas l'hémoglominurie disparaît en général le lendemain.

Les formes graves se présentent sous divers types. Tantôt, et c'est le cas ordinaire, la fièvre d'intermittente devient rémittente ou continue, l'hémoglobinurie persiste, l'ictère devient très foncé, les malades ont des vomissements noirs, une diarrhée incessante et meurent en quelques jours dans le collapsus. Tantôt, l'accès est sidérant, les malades sont anuriques, et meurent en quelques heures. Tantôt enfin, l'hémoglobinurie est persistante, les urines deviennent fortement albumineuses, et les sujets succombent en deux ou trois semaines avec des accidents urémiques.

Si nous comparons ces modalités cliniques diverses avec les observations expérimentales de Ponfick, nous voyons une concordance presque absolue. L'état des reins est assez analogue également. On trouve les tubes sécréteurs, l'anse large de Henle, les cellules remplies d'une matière colorante brunâtre, soit en granulations, soit à l'état diffus.

La pathogénie de la fièvre bilieuse hémoglobinurique se comprend facilement, L'hématozoaire de Laveran, qui vit en parasite du globule, agit sur lui à peu près comme les poisons du sang que nous avons précédemment étudiés. Comme eux, il est un destructeur des hématies. Si la destruction globulaire est intense, il se produit de l'hémoglobinurie et ses conséquences ordinaires, la polycholie, l'ictère, l'albuminurie, l'anurie.

Le traitement de ces formes intenses de l'infection paludéenne, consiste dans l'emploi rapide et massif de la quinine surtout sous forme de chlorhydrate neutre en injections sous-cutanés. Voici une formule qui peut être utile (Villejean) :

Chlorhydrate basique de quinine. .	4 grammes.
Eau distillée bouillie	3 —
Acide chlorhydrique pur normal . .	Q. s.

pour dissoudre en ajoutant goutte à goutte (il en faut environ 0,90 centigrammes ou 18 gouttes).

Chaque centimètre cube de la solution renferme environ 0^{gr},60 de chlorhydrate neutre de quinine.

L'hémoglobinurie épidémique du bœuf est intéressante à rapprocher de l'hémoglobinurie du paludisme. Babès l'avait attribuée à la présence dans le sang d'un organisme ressemblant à un diplocoque et qu'il avait appelé « hématococcus ». Ce parasite passerait des cavités digestives dans le sang à la faveur d'ulcérations intestinales produites par des pentastomes, parasites animaux. Or, récemment, Krogius et von Hellens ont montré que cet hématococcus n'était pas un microbe mais un hématozoaire vivant dans le globule et voisin de la plasmodie de Laveran.

Pour rentrer dans la pathologie humaine, signalons la maladie appelée, par Winckel, *ictère hémoglobinurique apyrétique épidémique des nouveaunés*, affection qui paraît être la même que la maladie bronzée hématique de Charrin et que l'ictère noir de Liouville. Il s'agirait, d'après Kamen, d'une infection par le colibacille. Dans un cas de Baginsky, la maladie s'est développée à la suite d'une circoncision rituelle. Mais, d'après Wolczynski, ce seraient les lavages de la bouche du nouveau-né avec une eau souillée de colibacilles qui seraient la cause ordinaire de l'infection. La maladie se montre en général au quatrième jour après la naissance, elle se caractérise par de l'ictère, des selles bilieuses, des urines noires contenant de l'hémoglobine et laissant sur les linges un dépôt pulvérulent. Il n'y a généralement pas de fièvre, cependant Strelitz a noté 38°4. La mort survient en deux ou trois jours, la guérison est rare. Les enfants qui sont atteints de cette maladie n'y paraissaient prédisposés par aucune tare antérieure, leur mère ne présente en général aucune infection. Les cas se produiraient par séries, surtout dans les premiers mois de l'année, dans les maternités mal installées et pourvues d'une eau défectueuse, une eau de puits, par exemple. Pour arrêter l'épidémie, il suffirait de stériliser l'eau utilisée pour les lavages de la bouche des nouveau-nés.

HÉMOGLOBINURIE PAROXYSTIQUE

La pathogénie de l'hémoglobinurie paroxystique est assez obscure. Les détails dans lesquels nous sommes entrés précédemment nous faciliteront l'exposé des hypothèses émises sur sa nature.

. Elle fut signalée pour la première fois en 1864 par Harley sous le nom d'hématurie intermittente. C'est Scheidlen qui a montré qu'il s'agissait non pas d'une hématurie, mais d'une hémoglobinurie, en constatant l'absence des globules rouges dans les urines et en y décelant par le spectroscope la présence d'oxyhémoglobine et d'hémoglobine réduite. Cette forme d'hémoglobinurie a été appelée périodique par Lichtheim, Kobert, — paroxystique par Kuessner, — *a frigore* par Mesnet. Elle a été particulièrement étudiée en France par Clément, Lépine, Hayem, Hénocque, A. Robin et son élève Delabrosse.

C'est une affection qui paraît un peu plus fréquente chez l'homme que chez la femme, qui s'observe surtout entre vingt et quarante ans, mais qui n'est pas très rare dans l'enfance. Parmi les causes qui y prédisposent, la syphilis semble jouer un rôle très important, on la constaterait deux fois sur trois dans les antécédents, et Hayem propose même de décrire une forme hémoglobinurique de la syphilis rénale. La syphilis héréditaire a été signalée également par Gœtze et par Comby et Courtois-Suffit. Après la syphilis viendrait par ordre d'importance le paludisme. Il faudrait y ajouter en outre l'alcoolisme (Joseph), la diathèse arthritique et le tempérament nerveux (Delabrosse). Ces diverses causes agiraient en débilitant l'organisme et en amenant un trouble profond de la nutrition. Dans quelques cas, l'hémoglobinurie paroxystique présenterait un caractère familial (Saundby). Joseph a constaté son existence chez un enfant, chez sa mère et chez un neveu de celle-ci.

Ajoutons que la maladie peut coexister avec une néphrite (Lépine) ou avec de la lithiase (Sutton) surtout oxalique.

Des causes qui provoquent l'accès d'hémoglobinurie, la plus évidente est le froid. Certains malades ne peuvent sortir de la maison par une température extérieure de 0° ou même de +.10° sans avoir un accès. Prendre un grand bain froid général, ou simplement plonger les pieds (Rosenbach), les mains, ou même un doigt (Ehrlich) dans l'eau froide, suffit parfois pour provoquer l'hémoglobinurie. Par contre, les brûlures, l'application de pointes de feu sur la colonne vertébrale (Fleischer) peuvent avoir le même résultat. La plus importante des causes provocatrices de l'accès, après le froid, c'est la fatigue musculaire, une marche prolongée comme le constatent souvent les médecins militaires. Enfin, un traumatisme, une contrariété, une frayeur pourraient parfois suffire.

L'accès débute quelques minutes (10 à 30) après l'impression de froid, par exemple. Il s'annonce par des frissons tantôt légers, tantôt violents, une céphalalgie avec état vertigineux, un malaise général, des douleurs un peu partout avec sensation de courbature. Pendant ce temps, la température monte et peut atteindre 38-40°. Les urines, transparentes au début, ont une teinte vin de Bordeaux; en plein accès, elles ont la teinte du vin de Malaga, du chocolat, elles sont souvent troubles et laissent déposer des granulations brunâtres. Puis la teinte pâlit et revient à la normale en quelques heures, une journée en moyenne, quelquefois plus. La période fébrile dure de trois à cinq heures, elle se termine parfois par des sueurs abondantes et laisse le malade dans un état d'accablement souvent assez prononcé. Au cours de l'accès, le foie et la rate sont hypertrophiés et douloureux à la pression, le malade présente une teinte ictérique, parfois légère, appréciable seulement aux conjonctives, parfois plus intense. Après l'accès, cette coloration jaunâtre s'atténue et fait place à une pâleur anémique plus ou moins marquée, s'accompagnant de bruits de souffle au cœur.

L'accès peut donner lieu à des troubles divers du côté de la peau : pâleur, mais plus souvent cyanose affectant parfois le type de la maladie de Raynaud, œdèmes localisés, surtout aux parties découvertes, urticaire, purpura, phlyctènes, plaques de gangrène. Ces phénomènes paraissent sous la dépendance d'un trouble de l'innervation vaso-motrice auquel on a voulu faire jouer un rôle pathogénique dans la production des accès. Des troubles nerveux (myosis, plaques d'anesthésie, exagération des réflexes) peuvent aussi être observés.

Chez certains sujets hémoglobinuriques, on peut assister à des accès avortés. Ceux-ci s'annoncent comme les accès ordinaires, mais par des signes généraux moins intenses ; les urines ne deviennent pas rouges, leur teinte reste normale, mais elles sont albumineuses. Un malade de Millard et Hayem avait à volonté — un accès hémoglobinurique s'il sortait par un froid de 0°, — ou un accès purement albuminurique s'il s'exposait à une température de + 10°.

Les accès se renouvellent à des intervalles variables ; le malade, connaissant la cause qui les provoque, peut les éviter en restant à la chambre. La maladie peut se terminer par une guérison au moins apparente ou entraîner la mort.

Avant de discuter la pathogénie de cette forme d'hémoglobinurie, il nous faut dire ce que l'on connaît de l'état des urines et du sang.

Les urines sont ordinairement abondantes, d'une densité élevée, acides en général. On n'y constate pas de globules rouges ; pourtant, d'après Hayem, au début de l'accès, l'urine retirée de la vessie par la sonde en contient un certain nombre. L'hémoglobine s'y révèle par l'examen spectroscopique, elle donne lieu aux deux bandes d'absorption, l'une dans le jaune, l'autre dans le vert jaune qui caractérisent l'oxyhémoglobine. S'il s'y ajoute de la méthémoglobine, on trouve, en outre, une troisième raie caractéristique dans le jaune rouge et d'autres moins significatives dans le vert, le bleu et le violet. La méthémoglobine peut exister seule. Mac Munn avait même appelé la maladie méthémoglobinurie, mais cette substance n'a jamais été trouvée dans le sang, elle paraît résulter de la transformation de l'oxyhémoglobine par le séjour de l'urine dans la vessie (Hénocque, Bristowe et Copeman) ; pour Hayem elle se produirait avant l'arrivée de l'urine dans la vessie. L'hématine peut s'y rencontrer dans les mêmes conditions. La quantité de matière colorante a été évaluée à 7 parties p. 100 d'urines par Hayem et Hénocque et même 12 p. 100 dans un cas de Salle.

L'albuminurie est constante. Elle peut précéder l'hémoglobinurie, elle persiste après sa disparition, elle peut même, nous l'avons vu, constituer à elle seule la caractéristique des accès avortés. Gull admettait que c'était exclusivement de la globuline, on sait aujourd'hui que les deux albumines du sang se rencontrent dans l'urine des hémoglobinuriques. Harley avait signalé l'existence de cylindres infiltrés de granulations pigmentaires brunâtres; on peut trouver aussi des cylindres hyalins, des cristaux d'hématine, d'hématoïdine, d'urates et d'oxalates. L'élimination de l'urée et surtout de l'acide urique est abondante. Chez les chevaux, où l'hémoglobinurie paroxystique peut se produire sous l'influence du surmenage, l'acide urique augmente notablement au cours des accès (Bollinger), il peut atteindre une proportion six fois plus considérable qu'à l'état normal (Siedamgrotzky). L'urobilinurie est possible (Hénocque).

L'état du sang est important à étudier. Le nombre des globules rouges diminue d'une façon considérable et rapide. Chez un malade de Bristowe et Copeman, dix minutes après un refroidissement, le sang avait perdu 824.000 globules par millimètre cube. En même temps, le nombre des globules blancs augmente. Deux jours après l'accès, il se produit une crise hématoblastique qui ramène, en un temps variable de deux à six jours, la proportion des globules rouges à son chiffre antérieur, parfois même à un chiffre supérieur.

Murri, Boäs, Bristowe et Copeman ont signalé des altérations globulaires, des déformations, que Hayem n'a pas retrouvées. La coagulation du sang se fait d'une façon défectueuse (Hayem). Elle est plus précoce qu'à l'état normal, la fibrine qui englobe les globules n'a pas son apparence ordinaire, elle forme des fibrilles plus épaisses. De plus, fait très particulier, au bout de quatre heures, le caillot se redissout (Salle, Hayem), ce qui n'a été observé jusqu'ici dans aucune autre maladie. Dans l'intervalle des crises, le processus de la coagulation s'effectue normalement.

Le sérum présente parfois une modification inté-ressante, la coloration laquée rouge cerise, qui a été signalée par Ehrlich et retrouvée après lui par Lépine, Rodet, Salle. Elle semble due à la dissolu-tion de l'hémoglobine dans le sérum. Ehrlich, à ce sujet, a fait une expérience curieuse. Chez un ma-lade hémoglobinurique, dans l'intervalle des crises, il est arrivé à produire une hémoglobinémie locale. Liant un doigt du malade à sa base, il le fit plonger dans de l'eau froide. Prélevant du sang de ce doigt, il y constata la coloration laquée du sérum tandis que le sang des autres régions du corps ne présen-tait pas cette altération. Hayem qui a repris ces recherches n'a pu reproduire l'expérience de l'hé-moglobinémie locale. D'autre part il fait remarquer que la coloration laquée de la partie liquide du sang ne se produit qu'après la coagulation, elle n'existerait pas dans le sang circulant. Si, en effet, on examine au microscope, dans la cellule à rigole, une goutte du sang d'un hémoglobinurique, on constate qu'au début le plasma est incolore tandis que les globules sont colorés. Peu à peu, la matière colorante abandonne le stroma des globules et se diffuse dans le liquide ambiant. La coloration laquée du sérum ne s'observe pas seulement au moment des crises, mais aussi dans leur intervalle et parfois avec une intensité aussi grande.

La pathogénie de cette affection étant encore obscure et fort discutée, nous ne pourrons l'étudier avec quelque clarté qu'en envisageant successive-ment plusieurs points particuliers.

Où se fait la séparation de l'hémoglobine? A la suite des travaux de Ponfick, on a admis sans dis-cussion que c'était dans le sang circulant, et que l'hémoglobinurie était la conséquence de l'hémoglobinémie. Cette théorie sanguine semblait confirmée d'une façon éclatante par les travaux d'Ehrlich sur la coloration laquée du sérum et sur l'hémoglobinémie locale.

Mais les recherches d'Hayem obligent à plus de réserve. Cet auteur a montré que le sérum ne prenait la coloration rouge cerise qu'après la coagulation. La séparation de l'hémoglobine ne se produit donc qu'après la saignée, elle ne s'était pas effectuée dans les vaisseaux. Il n'y aurait donc pas hémoglobinémie. Il y a lieu d'admettre une fragilité spéciale des globules, due probablement à des altérations chimiques du plasma. Cette fragilité spéciale des globules les prédispose à perdre facilement leur hémoglobine, mais ce n'est pas dans la circulation générale que se fait cette séparation. Pour Hayem et A. Robin ce serait au niveau du rein seulement que la dissociation se réaliserait. Cette théorie-rénale est admise par Lépine, Bartels, Botkin, Eulenburg, etc. L'hémoglobinurie paroxystique a été signalée par Lépine, Saundby, Legg, A. Robin à la suite de néphrites interstitielles anciennes, par Sutton chez des sujets atteints de lithiase urinaire. Mais le plus souvent ce serait à une congestion rénale que l'hémoglobinurie serait due. D'après Lépine ce serait à l'origine des tubes urinifères que se ferait l'exsudation de l'hémoglobine. Une congestion rénale légère se produisant, un certain nombre de globules sortent du glomérule ; dans la capsule, ils se trouvent en contact avec un liquide qui est une urine très diluée, presque de l'eau, or l'eau dissout assez rapidement les globules et met en liberté l'hémoglobine. Quand l'hémorragie est plus abondante, le sang sort en nature, plasma en même temps que globules. Dans ce cas les hématies ne se dissolvent pas, il y a hématurie.

Van Rossen admettait également que l'hémoglobinurie n'était qu'une hématurie dans laquelle les globules avaient ultérieurement perdu leur hémoglobine. Il supposait que la séparation s'effectuait dans la vessie, lorsque l'urine contenait une quantité exagérée d'oxalates, mais cette dissolution des globules sous l'influence des oxalates est contestée par Murri.

En somme, que l'hémoglobine abandonne les globules dans le sang, dans le rein, ou dans la vessie, qu'il faille ou non un trouble dans la fonction du rein, il est un fait qui semble bien démontré dans la maladie de Harley, c'est une altération du sang, altération permanente, donnant lieu à des accidents intermittents.

Nous avons vu en quoi consistaient les altérations du sang. Quelle en est l'origine? A cet égard on ne peut fournir que des hypothèses. Etant donnée la fréquence de la syphilis et de la fièvre intermittente dans les antécédents des malades, on pouvait se demander si l'hémoglobinurie paroxystique était d'origine parasitaire. Mais l'agent de la syphilis n'est pas connu, quant à celui du paludisme, personne n'a cherché à établir qu'il eut une action directe sur la production de la maladie de Harley. D'ailleurs tous les cas de cette affection ne relèvent pas du paludisme. S'agirait-il d'un organisme différent? Fleischer avait signalé dans l'urine la présence de microcoque, et de bâtonnets, mais c'était en 1881, à un moment où la technique microbiologique n'avait pas encore la précision actuelle. Schreiber-Stuhlweissenburg a décrit un ver microscopique, Baginsky une variété de nématodes. Mais rien n'est encore certain et Hayem dit n'avoir pas trouvé de parasites. Nous devons donc rester dans le doute au sujet de l'origine infectieuse de l'hémoglobinurie paroxystique humaine.

S'agit-il d'un trouble chimique? Il existe sans doute des altérations chimiques du sang. Mais quelles sont-elles? On peut invoquer des perversions nutritives et la cachexie résultant de la syphilis ou du paludisme, mais ces perversions nutritives sont encore ignorées dans leur essence. Peut-être faut-il invoquer la diathèse arthritique, et spécialement l'uricémie. C'est l'opinion de Haig, qui, dans un cas, a vu l'acide urique augmenter dans le sang et dans les urines parallèlement à l'hémoglobinurie. La diathèse oxalique pourrait être ainsi incriminée et le cas de Boursier, où l'hémoglobinurie paroxystique coïncidait avec une lithiase oxalique, pourrait être invoqué en faveur de cette hypothèse. Mais son malade était en même temps syphilitique et guérit par le traitement spécifique. Henrot ayant trouvé des pigments biliaires dans l'urine de ses malades, leur attribue une certaine influence. Mais en réalité nous ne savons rien de certain sur la nature de l'altération sanguine.

Le dernier point à discuter, c'est le mécanisme de l'accès lui-même. L'action du froid sur la production des crises hémoglobinuriques a fait admettre l'existence de troubles vaso-moteurs, d'autant plus que, du côté de la peau, on observe parfois des troubles (pâleur, cyanose, œdèmes, etc.), que nous avons déjà signalés. Cette théorie nerveuse est acceptée par divers auteurs. Barth uppose une névrose préalable expliquant la susceptibilité spéciale au froid, et constituant l'essence de la maladie. Hénocque, faisant remarquer que l'injection de petites quantités d'iode ou de glycérine produit une hémoglobinurie hors de proportions avec le nombre des globules détruits, se demande aussi si le système nerveux ne joue pas un certain rôle dans l'apparition de l'hémoglobinurie. Pour Lichtheim, Hayem, A. Robin, le froid produirait une congestion réflexe du rein à laquelle ils attribuent une grande influence sur l'apparition de la crise. Unna admet une opinion assez voisine. Ce serait l'hypertension artérielle due au froid qui provoquerait l'accès. Rodet suppose que la constriction des vaisseaux détermine une stagnation des globules, qui troublerait leur vitalité et entraînerait la sortie de leur hémoglobine.

Peut-être faut-il incriminer aussi des troubles chimiques qui s'appliqueraient mieux à toutes les circonstances provocatrices de l'accès. En effet le froid n'est pas seul à les produire, les marches prolongées, les brûlures peuvent avoir le même résultat. Or, les fatigues musculaires, les brûlures produisent des substances toxiques. Le froid active les combustions organiques et peut également amener la formation de substances soit acides soit ptomaïniques. Chez un individu sain, ces auto-intoxications normales n'ont pas d'importance, mais chez un malade, dont le sang est déjà altéré dans sa constitution chimique, on comprend qu'un excès de toxines peut faire éclater des accidents.

Le traitement de l'hémoglobinurie comprend le traitement de l'accès et le traitement de la période intercalaire.

.: Le traitement prophylactique de l'accès a une grande importance. Un malade est en quelque sorte maître de provoquer ses accès à volonté, il lui suffit de s'exposer au froid, ou de faire une marche prolongée. Le médecin devra donc lui interdire les exercices musculaires et les sorties par une température trop basse. Les malades d'ailleurs le font généralement d'eux-mêmes. et ce ne sont guère que les médecins militaires qui ont à prescrire formellement le repos à la chambre. Peut-être est-il bon que ceux-ci soient prévenus qu'un malade de Féréol était parvenu à simuler l'hémoglobinurie par un artifice qui ne fut pas découvert. Pour aguerrir leurs malades contre le froid, Barlow, Ralfe les avaient soumis à des pratiques hydrothérapiques, consistant dans l'emploi de l'eau, d'abord tiède, puis de plus en plus froide, mais leur tentative n'a pas réussi.

. Au moment des accès, il faut, bien entendu, faire garder le lit au malade, et ne lui permettre d'autre alimentation que le lait. Faut-il instituer une thérapeutique plus active? Chwostek dit avoir abrégé les accès d'hémoglobinurie par des inhalations de nitrite d'amyle. Ce médicament, en déterminant une vasodilatation des capillaires cutanés, diminuerait la congestion rénale, à laquelle l'auteur attribue un grand rôle dans la production de l'hémoglobinurie,

Dans l'intervalle des accès, il faut se préoccuper de soigner la maladie causale. A cet égard, le traitement antisyphilitique est celui qui semble avoir donné les résultats les plus favorables et les plus constants.

Murri, Ehrlich, Lichtheim et bien d'autres ont signalé des cas de guérison soit par le mercure seul, soit par le traitement mixte. Comby chez les enfants hérédo-syphilitiques, ayant de l'hémoglobinurie pa-

roxystique, conseille l'iodure de potassium. Même
dans les cas où l'hémoglobinurie pourrait être attribuée à une autre cause, le traitement spécifique
devra être essayé.

Si le malade n'a pas eu la syphilis, mais s'il est
un paludéen, c'est au sulfate de quinine que l'on
donnera la préférence. Les médecins anglais surtout
admettent l'origine malarienne de l'affection, s'appuyant sur ses allures périodiques, sur la fréquence
du paludisme dans les antécédents et sur les accidents hémoglobinuriques de certaines formes per-
nicieuses.

Haig, ayant constaté l'augmentation de l'acide
urique dans le sang et l'urine au moment des accès,
pense que, dans certains cas au moins, l'uricémie est
la cause des accidents. Dans un cas, chez une petite
fille de sept ans, il aurait obtenu la guérison par
l'emploi du salicylate de soude qui active, on le sait,
l'élimination de l'acide urique. Les benzoates pourraient être utilisés dans le même cas, ainsi que
l'arsenic qui est considéré comme un des médicaments de la diathèse arthritique, dont l'uricémie est
peut-être une condition importante. Les règles
d'hygiène, que nous avons énumérées au sujet du
traitement de la lithiase urique, trouveraient aussi
dans ce cas leur application.

De plus, si le rein a un rôle important dans la production de l'hémoglobinurie, il sera utile de le pro-
téger contre toutes les causes nocives et de prescrire
aux malades les régimes que nous avons eus à indiquer pour le mal de Bright.

Enfin si les accès d'hémoglobinurie ont déterminé
une anémie sérieuse des malades, on pourra la combattre au moyen de préparations ferrugineuses.

REIN MOBILE

La situation anormale du rein peut tenir à diverses conditions.

Tantôt il s'agit d'une ectopie tératologique : le rein s'est développé dans une région qui n'est pas sa place ordinaire, et, dans ce cas, les vaisseaux qui le nourrissent proviennent des artères et veines volumineuses du voisinage. C'est l'ectopie congénitale.

Tantôt, il s'est déplacé brusquement sous l'influence d'un traumatisme, d'une chute sur les pieds. Dans ce cas, les phénomènes de début sont très nets, le malade éprouve une douleur lombaire intense, il a eu la sensation d'un déchirement intérieur, de quelque chose qui s'est décroché. C'est la luxation du rein.

Tantôt, enfin, le déplacement s'est effectué insidieusement. C'est le médecin qui, par une exploration attentive, constate la situation anormale de l'organe. C'est cette dernière variété seule qui doit nous occuper, et à laquelle il convient d'appliquer la dénomination de rein mobile. Décrite depuis 1581 par François Pedemontanus dit Mesué, puis par Riolan, elle a été bien étudiée par Rayer, Fritz. Mais, connue seulement dans ses degrés extrêmes, elle était considérée comme une rareté. En 1885, Frantz Glénard, par un procédé méthodique d'exploration du rein mobile, parvint à diagnostiquer les premiers degrés de prolapsus du rein et montra au contraire la fréquence considérable de cet état pathologique. Il montra les relations du rein mobile avec le prolapsus du côlon transverse (entéroptose) et édifia toute une théorie sur le rôle pathogène de ce prolapsus. Sa théorie a servi de thème à des discussions nombreuses. Celles-ci ont abouti à des conclusions si diverses qu'il n'y a peut-être pas une proposition d'un auteur qui soit admise unanimement par les autres. Aussi croyons-nous devoir exposer d'abord les faits sans chercher à les interpréter. Nous résumerons ensuite rapidement les principales théories proposées.

Le rein mobile est fréquent. Glénard l'aurait rencontré 13 fois sur 100 sujets. Il est notablement plus fréquent chez la femme (22 p. 100) que chez l'homme (2 p. 100).

A l'hôpital, sur 306 femmes prises au hasard, Mathieu trouve le rein mobile 1 fois sur 4 et environ 3 fois sur 4 chez les femmes dyspeptiques. C'est surtout entre quinze et quarante ans que l'on diagnostique le rein flottant. Si, avant et surtout après cet âge, il semble qu'on le rencontre moins fréquemment, c'est sans doute que, pour des raisons diverses, on le recherche moins et qu'il est moins facile à constater. Il pourrait exister cependant dans l'enfance, Schütze, qui en rapporte plusieurs cas, en signale un chez un nourrisson de six mois.

C'est presque toujours le rein droit qui est déplacé. Sur 10 observations, le déplacement porte environ 8 fois sur le rein droit seul, 1 fois sur le rein gauche seul, 1 fois sur les deux reins (résumé des statistiques de Hare, Lancereaux, Ebstein, Landau et Küttner, portant sur un total de 1057 cas).

Comment faut-il rechercher le rein mobile pour le constater? Autrefois, voici les signes sur lesquels on établissait le diagnostic : on constatait la présence, dans l'abdomen, d'une tumeur ovoïde mobile, mate à la percussion que l'on pouvait parfois circonscrire avec les doigts et sur laquelle on pouvait ainsi reconnaître la forme, le volume, la consistance du rein. La pression provoquait une douleur spéciale. Le rein pouvait être ramené facilement à sa place normale. La région lombaire évacuée par l'organe mobile présentait une dépression. Ces signes, nous le savons maintenant, sont insuffisants; ils ne font reconnaître que les déplacements extrêmes du rein, cas les plus rares, ne représentant guère que un trentième des faits de prolapsus rénal (exactement 5/148 Glénard).

Le procédé de Glénard a constitué un grand progrès, en permettant de diagnostiquer les prolapsus moins accentués du rein et de reconnaître leur fréquence.

Voici en quoi il consiste. On fait coucher le sujet sur le dos, le tronc et la tête un peu relevés, les genoux repliés de façon à relâcher le plus complètement possible la paroi abdominale, et on lui demande de respirer largement. Se plaçant à la droite du sujet, on saisit sa taille immédiatement au-dessous du rebord des fausses côtes droites, avec la main gauche tournée de telle sorte que le pouce soit en avant et les quatre autres doigts sur la région lombaire. Le pouce doit s'avancer assez près de la ligne médiane, c'est lui qui doit sentir le passage du rein mobile. Pour empêcher l'organe de fuir vers la gauche, on peut au besoin limiter son excursion en dedans, avec la main droite appliquée par son bord cubital sur la ligne médiane et déprimant la paroi. La main gauche se trouvant ainsi à l'*affût*, suivant l'expression de Glénard, rapproche autant que possible et progressivement le pouce des autres doigts. Si le rein est mobile, le pouce perçoit parfois la sensation, d'un corps montant et descendant sous l'influence des mouvements de la respiration. Cette sensation qui a une certaine importance au point de vue du diagnostic, n'est pas constante, il ne faut donc pas, si elle n'est pas perçue, repousser l'hypothèse du rein flottant. On poursuit alors l'exploration de la façon suivante. On resserre les doigts de la main gauche de façon à maintenir l'organe mobile, perçu ou non. C'est ce que Glénard appelle le temps de *capture*. Mais, pour être renseigné si oui ou non on tient quelque chose entre les doigts, il faut accomplir le troisième temps de l'exploration, l'*échappement*. A cet effet, avec la main droite, on refoule de bas en haut et de dedans en dehors le contenu de l'abdomen en le dirigeant vers le pouce gauche explorateur qui n'exerce alors qu'une pression modérée. Si le rein était pris sous ce doigt, au moment où son extrémité inférieure s'échappe, on a une sensation très nette d'énucléation. Il se produit un ressaut, perçu souvent par le malade; la chute brusque du pouce est fréquemment visible pour les assistants. C'est ce ressaut, cette sensation d'énucléation qui est le signe le plus caractéristique du rein flottant, c'est la perception de ce signe qui donne une grande valeur au procédé dit du pouce. Il est parfois utile, pour recommencer l'expérience, ou pour la faire renouveler par des élèves par exemple, de faire asseoir le malade dans son lit, de façon à faire redescendre le rein dans sa situation anormale. C'est, en somme, surtout en s'échappant sous le doigt et en rentrant dans sa loge normale que le rein apprend qu'il en était sorti.

Glénard admet quatre degrés de déplacement du rein : 1° la pointe de néphroptose, quand on ne sent que l'extrémité inférieure de l'organe pendant la période d'affût ; 2° la néphroptose au second degré, quand le pouce peut retenir le rein dans la période de capture et qu'il perçoit le ressaut d'échappement ; 3° la néphroptose au troisième degré, quand l'extrémité supérieure du rein était descendue au-dessous du pouce explorateur ; 4° enfin le quatrième degré, quand le rein qui, ne glissant plus seulement le long de la paroi postérieure de l'abdomen, se porte en avant et forme une tumeur perceptible par la palpation ordinaire. Dans ces cas, il peut occuper les situations les plus invraisemblables, se faire sentir par exemple au-dessus du pubis ou même du côté opposé de la ligne blanche. Le rein mobile peut être confondu avec la stase stercorale du cœcum qui lui est d'ailleurs fréquemment associée.

Comme on le voit, le rein mobile ordinaire, au moins dans ses trois premiers degrés, se déplace exclusivement dans un plan vertical, glissant de haut en bas. En même temps, il verse un peu vers la droite, de telle sorte que, dans la néphroptose au troisième degré, le hile du rein occupe la position la plus élevée.

Il est une variété de rein mobile sur laquelle Potain

a attiré l'attention, et qu'il appelle l'antéversion du rein.

Dans cette forme particulière, l'extrémité inférieure de l'organe ne se déplace pas, elle forme charnière, c'est l'extrémité supérieure qui tombe en avant et qui vient, au-dessous du foie, former une tumeur, souvent confondue avec une vésicule biliaire distendue ou un cancer de cette vésicule, du foie, du pylore, etc. L'erreur est d'autant plus facile à commettre que cette variété de rein mobile s'observe surtout chez les sujets atteints de lithiase biliaire. Nous verrons plus loin l'interprétation donnée par Potain pour cette mobilité particulière du rein.

Les signes que nous avons étudiés jusqu'ici ne se rapportaient qu'au rein flottant lui-même. Mais, et ce sont là des faits sur lesquels Glénard, Tuffier ont très justement insisté, l'exploration physique du reste de l'abdomen fournit des renseignements complémentaires d'une grande importance. Tout d'abord le paroi abdominale elle-même ne paraît pas normale. Lorsque l'individu est debout on constate que le ventre est saillant, qu'il tombe en avant. Sa peau est souvent flasque; chez la femme, elle est souvent zébrée de vergetures, restes d'une grossesse antérieure, le pannicule adipeux a presque disparu. La musculature abdominale est elle-même moins vigoureuse que normalement. Le ventre tombe en avant, il est saillant par sa partie inférieure ; par contre les hypochondres sont déprimés. Lorsqu'on demande au malade couché sur le dos de faire des efforts pour s'asseoir, pendant que l'on maintient ses épaules sur le lit. on voit ses grands droits abdominaux se contracter, tandis que le reste de la paroi cède à la pression intérieure, la ligne blanche,

13.

les flancs se bombent, constituant le ventre à triple
saillie, décrit par Malgaigne. Cet état de la paroi
n'existe pas toujours, mais, quand il existe, on
conçoit combien il facilite la recherche du rein flottant.

Si l'on explore le contenu de l'abdomen, on peut
trouver que d'autres viscères, le foie et la rate ont
subi un abaissement. L'hépatoptose se trouvait
trente-deux fois, — la splénoptose deux fois, dans
les cent-quarante-huit observations de rein mobile
recueillies par Glénard. Mais c'est surtout le tube
digestif qui est anormal. L'estomac est dilaté et son
bord inférieur descend habituellement au-dessous
de l'ombilic. Au niveau de ce bord inférieur ou un
peu au-dessous, on peut percevoir la sensation d'une
corde horizontale ou parfois oblique de la région
cœcale à la région splénique, constituée par le côlon
transverse abaissé, rempli de matières fécales durcies, généralement enflammé. Mais, malgré l'épais-
sissement de ses parois et la stase stercorale, son
diamètre est plutôt diminué qu'augmenté parce
qu'il est contracturé, sténosé. Il est un peu sensible
à la pression. Glénard conseille de l'explorer avec le
bord cubital de la main placé transversalement et
qu'on déplace parallèlement à lui-même par des
mouvements alternatifs en haut et en bas. Cette
exploration nous semble pouvoir se faire aussi bien
avec la face palmaire des doigts, dont la sensibilité
tactile est beaucoup plus fine. Le cœcum et l'*S* iliaque
présentent en général les mêmes caractères que le
côlon transverse et donnent lieu à la sensation, —
l'un, du boudin cœcal, — l'autre, du cordon sig-
moïdal.

Quels sont maintenant les symptômes accusés par

un sujet porteur d'un rein mobile? Dans la très
grande majorité des cas, il n'existe aucun trouble
fonctionnel attirant l'attention du côté du rein.
Nous indiquerons plus loin les phénomènes rénaux
qui ont été signalés, mais comme, au point de
vue rein, la maladie peut être considérée comme
ordinairement latente, nous commencerons par décrire les troubles fonctionnels habituellement accusés par les malades. Ceux-ci sont de deux ordres,
ce sont des phénomènes de dyspepsie et de neurasthénie. Parfois on peut observer des coliques hépatiques.

La dyspepsie, associée au rein flottant et à l'entéroptose, a été bien décrite par Glénard, qui la considère comme typique. Voici comment on peut
schématiser, au point de vue de sa dyspepsie, la
journée d'un malade atteint d'entéroptose. Le matin,
avant son déjeuner de midi, il a faim. Dès qu'il se
met à table, son estomac gonfle, il n'a plus d'appétit,
c'était une fausse faim. Les graisses, les féculents,
le lait, le vin, sont particulièrement mal supportés.
Il se produit du ballonnement, du pyrosis, des douleurs, parfois sous forme de crises gastriques, des
crampes, parfois des vomissements. Vers trois heures
de l'après-midi, les phénomènes douloureux s'exagèrent. Pour le dîner, l'appétit est moindre qu'à midi.
Le repas du soir est suivi des mêmes accidents. Le
malade se couche, mais vers deux heures du matin
il se réveille avec ou sans malaises, et reste souvent
une heure ou deux sans pouvoir se rendormir. Avec
cela il existe de la constipation.

Quant à la neurasthénie associée au rein mobile
et à l'entéroptose, elle n'a pas de caractère spécial
et nous n'avons pas à la décrire. Disons cependant

que, pour notre part, elle nous paraît être souvent
une conséquence de l'insomnie. Disons aussi que le
vertige stomacal, que Glénard préférerait appeler
dans certains cas *vertigo à prolapsis visceribus*
nous semble devoir être rattaché à la neurasthénie.

Il nous reste à parler des symptômes rénaux.
Bruhl considère que le rein mobile est souvent une
affection douloureuse. Mais la description qu'il fait
des douleurs semble se rapporter à la forme trau-
matique, à la luxation du rein que nous avons éliminée de cette étude. Le rein mobile ordinaire donne
rarement lieu à des douleurs. On a signalé des tiraillements dans la région lombaire, des phénomènes
de névralgies crurale, sciatique, iléo-lombaire, inter-
costale avec irradiations plus ou moins éloignées,
mais il ne faut pas compter sur ces sensations anormales pour diagnostiquer le prolapsus du rein.

Il est un accident qui n'est pas très rare, dans
les cas où le rein subit un déplacement considérable.
Dietl l'avait décrit sous le nom d'étranglement rénal.
Gilewski a émis l'opinion qu'il s'agissait d'une coudure de l'uretère donnant lieu à une hydronéphrose
transitoire mais récidivante. Cette opinion admise
par Terrier et Baudouin, Landau, Senator, Lindner
paraît très exacte. Albarran d'ailleurs a eu l'occasion
d'en constater la réalité au cours d'une laparotomie.
A la suite d'une fatigue quelconque, parfois sans
cause appréciable, le sujet porteur d'un rein mobile
est pris brusquement d'une douleur vive dans l'abdomen, il pâlit, a des lipothymies, des vomissements,
le pouls faiblit, la respiration s'accélère, le ventre
se ballonne. On penserait à une péritonite par perfo-
ration, mais la température reste à peu près normale.
D'ailleurs, les urines attirent l'attention. Elles sont

parfois supprimées, parfois sanguinolentes. L'exploration de l'abdomen, quand elle est possible, permet souvent de reconnaître l'existence d'une tumeur liquide douloureuse dans la partie droite de l'abdomen. La crise dure quelques heures ou quelques jours, puis cesse brusquement, en même temps que le malade rend un flot d'urine qui amène la disparition de la tumeur. Mais le retour d'accidents semblables peut être assez fréquent et donner lieu à des complications de pyélonéphrite.

Comme autres complications, on peut signaler l'anurie absolue, due à la compression des deux uretères par le rein tombé dans le petit bassin, la suppuration des voies urinaires, la thrombose de la veine cave.

Jusqu'ici nous avons décrit les signes physiques du rein mobile et les diverses perturbations organiques ou fonctionnelles qui lui sont généralement associées, sans chercher à établir leurs dépendances réciproques. Il nous faut maintenant, pour pouvoir préciser les indications thérapeutiques du rein mobile, nous rendre compte de la filiation des phénomènes, et voir la place qui appartient au prolapsus du rein dans leur hiérarchie. En somme nous nous trouvons en présence de quatre troubles pathologiques, rein mobile, entéroptose, dyspepsie, neurasthénie. Lequel se produit le premier et commande ainsi l'apparition des autres.

Glénard fait du rein mobile une sorte de cas particulier de la ptose intestinale. Le rein tombe parce que le coude droit du côlon est tombé, mais par lui-même il ne produit aucun accident sérieux. C'est l'entéroptose qui est la cause du rein mobile, c'est elle aussi qui amène comme conséquences la dys-

pepsie et la neurasthénie. Voici d'après lui l'enchaî-
nement des phénomènes.

Le prolapsus de l'intestin (entéroptose) entraînerait l'estomac (gastroptose) dont l'axe tendrait à
devenir vertical. Le tiraillement du pylore gênerait
la sortie du chyme, d'où dilatation de l'estomac. Le
tiraillement des replis mésentériques du côlon produirait la sténose du gros intestin et la stase stercorale. Les viscères abdominaux seraient entraînés
dans cet effondrement du tube digestif, il en pourrait
résulter des prolapsus du rein (néphroptose), du foie
(hépatoptose), de la rate (splénoptose), des déviations de l'utérus (métroptose). La neurasthénie serait la conséquence de cette déséquilibration de tout
l'abdomen, tout comme l'hystérie peut résulter
d'altérations de l'utérus. La preuve que la ptose
générale du contenu de l'abdomen est bien la cause
des accidents digestifs et neurasthéniques, c'est que,
d'après Glénard, en relevant à deux mains la moitié
sous-ombilicale de l'abdomen, on fait disparaître ins-
tantanément les sensations pénibles éprouvées par
le malade, et que la sangle qu'il a fait construire,
mise à demeure, amène une amélioration notable des
digestions et de l'état nerveux, amélioration vainement cherchée par d'autres méthodes de traitement.

De la description clinique de Glénard, il y a,
croyons-nous, peu de choses à modifier. Ce médecin
a eu le grand mérite d'attirer notre attention sur les
dyspepsies intestinales, dont l'histoire est à peine
ébauchée, et dont l'importance nous paraît considérable. Quant à la théorie pathogénique qu'il a
émise, elle nous semble prêter à quelques critiques.
L'observation clinique ne semble pas donner à
l'entéroptose un rôle pathogène aussi important

dans la production de la dyspepsie et de la neurasthénie.

En effet, la neurasthénie peut exister sans-enté-
roptose, il nous semble, par suite, impossible d'en
faire une conséquence du prolapsus du côlon et
du rein.

Quant à la dyspepsie, il y a lieu d'examiner les
choses de plus près. Glénard décrit, dans l'entéroptose, une dyspepsie spéciale différant des autres
dyspepsies. Elle aurait comme signes caractéristiques, au point de vue fonctionnel, la fausse faim,
les douleurs après les repas, le pyrosis, la constipation, l'insomnie, etc., et, comme signes physiques,
la dilatation stomacale, la sténose du gros intestin.
Or, dans tous ces phénomènes, rien, ni l'ensemble,
ni le détail, n'est caractéristique. Tout ce syndrome
peut se rencontrer sans prolapsus intestinal. Par
contre, l'entéroptose est toujours liée à un trouble
digestif, soit accusé par le malade, soit reconnu par
l'analyse chimique du suc gastrique. Il nous semble
par suite plus logique d'admettre que c'est la dyspepsie qui précède la ptose intestinale. D'ailleurs,
Glénard lui-même reconnaît que « l'entéroptose peut
être la conséquence de l'atonie gastrique ». Cette con-
cession porte, à notre avis, un rude coup à la théorie de l'entéroptose primitive. D'ailleurs, les cas où
l'entéroptose semblerait avoir précédé la dyspepsie,
ne doivent pas être acceptés sans discussion. Rien
n'est en effet aussi difficile à préciser que le début
d'une dyspepsie. Quand un malade commence à se
plaindre de son estomac, il y a souvent, en réalité,
fort longtemps qu'il digère mal à son insu. Combien
de neurasthéniques, par exemple, affirment avoir
des digestions parfaites, et chez lesquels on cons-

tate un estomac dilaté et clapotant. Beaucoup de dyspepsies dateraient de l'enfance, et même de la première enfance, d'après Hayem, et c'est là, croyons-nous, une opinion parfaitement exacte. Nous admettons donc que la dyspepsie est antérieure à l'entéroptose. Il nous semble que c'est surtout par l'intermédiaire de la constipation, si fréquente chez les dyspeptiques, que se produit le prolapsus du côlon transverse entraîné par le poids des matières fécales durcies et stagnantes. Il se pourrait aussi que la dilatation stomacale suffit à refouler le côlon au-dessous de l'ombilic.

Puisque nous faisons de la dyspepsie le fait primordial, il nous faut étudier les rapports qu'elle peut avoir avec le rein mobile. Bartels avait admis que le prolapsus du rein était la cause de la dyspepsie. Le rein déplacé venait comprimer le duodénum et provoquait ainsi la dilatation de l'estomac. Cette opinion était en quelque sorte le germe de la théorie de l'entéroptose, formulée par Glénard. Or, cette interprétation de Bartels n'est pas admise, et d'ailleurs, Glénard fait de la néphroptose une conséquence de l'entéroptose, en montrant qu'elle n'existe jamais sans chute du côlon. Comme l'entéroptose nous paraît une suite de la dyspepsie, nous faisons du rein mobile une conséquence de la dyspepsie. Comment la dyspepsie amène-t-elle la mobilité du rein ? Il se peut que ce soit par l'intermédiaire de l'entéroptose, cependant, d'autres mécanismes ont été invoqués.

Bouchard ayant constaté la fréquence des congestions hépatiques, au cours de la digestion, chez les dilatés, admet que ces hypertrophies répétées du foie repoussent le rein droit qui lui est accolé, et tendent à le chasser de sa loge. Lorsque les attaches du rein sont rompues, il peut être entraîné fort loin. Cette pression du foie sur le rein s'exercerait surtout chez les femmes qui portent un corset ou chez les hommes qui portent une ceinture. On a objecté à Bouchard que les tumeurs du foie, les cirrhoses hypertrophiques, amenaient rarement le rein mobile, mais on peut répondre que dans ces cas, les malades ne supportant plus ni corset, ni ceinture, le foie peut facilement se porter en avant. D'ailleurs, ce sont là des affections de durée relativement courte, et il faut sans doute une action prolongée pour amener la mobilisation du rein.

D'après Potain, la dyspepsie gastro-duodénale entretiendrait au niveau de l'extrémité inférieure du rein, des phénomènes inflammatoires chroniques, transformant cette partie de sa loge en un tissu cicatriciel peu résistant, ce qui permettrait sa descente. Dans les cas d'affections hépatiques, ce serait au contraire la partie supérieure de la capsule adipeuse, qui, par suite de son contact avec le foie, se trouverait altérée dans sa nutrition. Le rein se mobiliserait alors par sa partie supérieure, et tomberait en avant, tandis que le pôle inférieur restant soutenu, servirait de charnière. Ce serait ainsi que se produirait la forme spéciale de rein mobile que Potain a décrite sous le nom d'antéversion et que nous avons signalée.

Bouchard et Tuffier ont tenté de rattacher le rein mobile et l'entéroptose à une sorte de déchéance générale des tissus, surtout conjonctif et musculaire. En effet, les sujets atteints de ces prolapsus intra-abdominaux, peuvent présenter toute une série de déformations dépendant d'un défaut de résistance des tissus : peau jaunâtre, sèche, ridée, vergetée, muscles grêles et peu vigoureux, os minces à reliefs peu accentués, pied plat, colonne vertébrale déviée et dont les courbures sont exagérées. L'ensellure lombaire repousse en avant l'aorte, qui bat presque sous la peau de l'épigastre. Koranyi attribue à cette ensellure une certaine importance dans la production du rein mobile ; par cette déformation, le rein se trouve porté en avant et presse sur le feuillet pariétal du péritoine, qui finit par céder. Les talons de bottine trop hauts, exagérant cette ensellure, lui paraissent une cause fréquente de prolapsus du rein. Parmi les autres stigmates de cette hypotrophie générale des tissus, citons encore le ventre tombant, à triple saillie, la faiblesse des anneaux herniaires, les varices, les hémorroïdes, le varicocèle, le scrotum flasque, les déviations utérines, les seins tombants. La dilatation stomacale, elle-même, pourrait être rattachée à une atonie de même nature. Enfin, les tissus de cicatrice eux-mêmes, chez de semblables sujets, sont peu résistants, aussi les voit-on céder facilement à la suite de cure radicale de hernie ou de laparotomie. La neurasthénie serait en quelque sorte un phénomène de même ordre indiquant une faiblesse du tissu nerveux. Ce sont là des rapprochements certainement très intéressants, et cette asthénie générale semble jouer un rôle important, en effet, dans les phénomènes de ptose abdominale. De semblables sujets cèdent de partout et sur tous les points où se fait une pression. Et, puisque tous les dyspeptiques n'ont pas d'entéroptose, nous pensons que la dyspepsie ne produit l'entéroptose qu'à la faveur précisément de cette faiblesse générale des tissus. Élucider la cause même de cette hypotrophie est assez difficile actuellement, car il n'y a pas long-temps qu'elle est étudiée. Bouchard suppose un vice originel; il se pourrait, en outre, que les dyspepsies de l'enfance aient une certaine importance dans sa production.

L'étude que nous venons de faire, un peu longue peut-être, était nécessaire pour établir en quelque sorte le rôle pathogène du prolapsus du rein et pour en tirer des déductions thérapeutiques. Ce rôle, en somme, nous paraît tout à fait secondaire. Le rein mobile est une conséquence éloignée d'une dyspepsie et peut-être aussi d'une hypotrophie générale.

Faut-il donc chercher à remédier à la ptose du rein, toutes les fois qu'on la constate ?

Glénard ne croit pas qu'il faille porter ses efforts du côté du rein spécialement. Ce qu'il faut combattre d'après lui, c'est l'entéroptose. Et pour cela il a fait construire une sangle spéciale, destinée à relever l'abdomen procident. Les bons effets de la sangle contre la dyspepsie lui semblent un argument impor-tant en faveur de sa théorie. Cependant, ces bons effets sont loin d'être constants, ils nous ont même paru assez rares. Glénard, d'ailleurs, reconnaît que, dans certains cas d'entéroptose, la sangle aggrave les troubles digestifs. Il compte néanmoins ces faits à l'actif de sa théorie et dit qu'ils fournissent une « preuve paradoxale ». Ce genre de preuves ne nous paraît pas très convaincant. En réalité, nos malades ont rarement supporté la sangle. Faut-il à la sangle ajouter des pelotes destinées à maintenir le rein en place ? Glénard reconnaît que ces pelotes n'attei-gnent pas le but visé, et ne maintiennent pas le rein.

En somme, la dyspepsie, en cas de rein flottant,

ne nous semble pas une indication pour le port de
la sangle. Nous croyons préférable de s'attaquer
directement à elle, et d'ailleurs Glénard, dans son
traitement de l'entéroptose, fait une place importante au traitement de la dyspepsie. En effet, en
plus de la sangle, il recommande la diète sèche, le
bicarbonate de soude, le sulfate de soude.

G. Weber a signalé récemment un cas de guérison
d'une entérite membraneuse, par la néphropexie
d'un rein flottant. C'est là une coïncidence intéressante, mais ce fait est unique, il serait utile d'en
recueillir d'analogues pour savoir si, en dehors de
la fixation elle-même du rein, il ne s'est pas produit telle ou telle condition pouvant agir favorablement sur cette entérite, qui ne nous paraît être
qu'une conséquence d'une constipation opiniâtre.
En somme, les phénomènes digestifs associés au
rein flottant ne nous semblent pas une indication
suffisante, ni pour la néphropexie, ni pour la sangle.
Nous en disons autant de la neurasthénie qui ne
nous paraît pas un effet de ptoses intra-abdomi-
nales.

C'est en somme le rein lui-même qu'il faut inter-
roger, ce sont les symptômes rénaux qui doivent
commander notre intervention. Si son prolapsus
semble être la cause de tiraillements dans la région
lombaire, ou de douleurs névralgiques dans le plexus
lombaire ou sciatique, si surtout il a donné lieu à
des accès d'hydronéphrose intermittente, il importe
de porter remède à ces accidents.

Pour cela, on commencera par employer la sangle
qui, dans ces cas, pourra améliorer la situation des
malades autant peut-être par une action directe sur
le prolapsus rénal, que par une action indirecte sur

l'état moral des neurasthéniques faciles à la suggestion. Kumpf a proposé le massage consistant dans ce qu'il appelle la pression vibratoire exercée à la partie inférieure de l'organe déplacé. On obtiendrait ainsi une rétraction du péritoine dont l'élasticité et la résistance étaient diminuées. Il dit avoir obtenu de cette façon le retour définitif du rein dans sa loge. Bum pense qu'il est préférable, par le massage et la gymnastique, de fortifier les muscles de la paroi abdominale, dont la faiblesse avait permis l'entéroptose et le prolapsus du rein. L'électrisation les douches, les bains froids agiront dans le même sens.

Mais les procédés chirurgicaux nous paraissent d'une efficacité plus certaine. Keppler avait proposé l'extirpation du rein. C'est là une opération bien grande et qui, d'ailleurs, entre les mains de Landau, a donné une mortalité de un quart.

La néphrorrhaphie ne paraît pas produire une fixité suffisante du rein. L'opération de choix est la néphropexie qui consiste, suivant le conseil de Tuffier, à traverser l'extrémité supérieure du rein au moyen d'un fil et à le suspendre ainsi à la douzième côte.

Il nous reste à parler de la conduite à tenir au moment des accidents graves de l'hydronéphrose intermittente. Dans ce cas, on peut, bien entendu, effectuer d'urgence la néphropexie. Mais bien souvent, une thérapeutique purement médicale suffit à conjurer les accidents. On maintiendra le malade au lit, dans une position presque horizontale, la tête le plus bas possible et le siège relevé, on appliquera des cataplasmes chauds et laudanisés sur le ventre, on prescrira l'opium à l'intérieur ou bien on fera des piqûres de morphine, on mettra le malade dans un bain chaud. Par contre, on s'abstiendra de tout massage ou de toute tentative de réduction. La guérison subite de la crise sera généralement obtenue de la sorte, mais le malade restera exposé à de nouveaux accidents et, dans ce cas, on est autorisé à lui proposer la fixation du rein par une opération faite à froid dans l'intervalle des crises.

FIN DU TOME DEUXIÈME

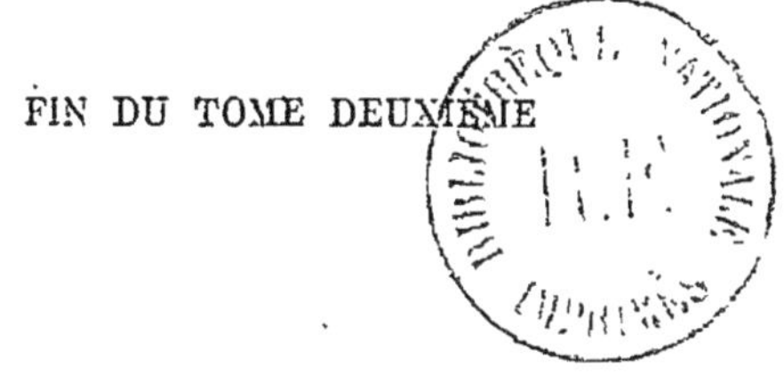

TABLE DES MATIÈRES

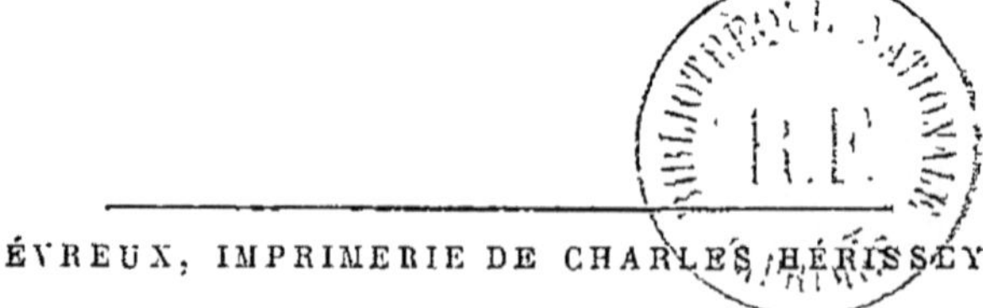